KB194415

4일로 젊음을 되찾는다

해독 패스팅

※ '해독(解毒 : 디톡스) 패스팅(Fasting : 단식=초저칼로리에 의한 식이요법)'은 가정에서 하는 건강법으로 의료행위가 아닙니다. 개인에 따라 효과가 다를 수 있다는 점을 양해해 주시길 바랍니다. 이 책에서 소개하는 허브 분량을 기준으로 삼아 주십시오. 과다 섭취는 삼가십시오. 본인의 컨디션을 고려하여 몸에 무리가 가지 않는 범위 내에서 실시하십시오.

4일로 젊음을 되찾는다

해독 패스팅

프랑스식 단식으로 몸과 마음을 정화한다

오다 다케시 지음 **이은정 이주관** 옮김

청홍

저자 소개

오다 다케시(織田剛)

약초연구가. 허브패스팅Ⓡ 개발자.

1979년 오키나와 미야코지마섬 출생. 미야코지마섬 섬 최초의 의사, 약초연구가의 집안에서 출생. 와세다대학 제1문학부 프랑스문학과 졸업, 히토쓰바시대학 대학원 언어사회연구과 박사과정 재학 중 파리 제8대학 박사 과정에 유학. 프랑스문학, 철학을 연구. 현재는 프랑스의 전통 약초학을 소개하고 약초학의 보급에 힘쓰고 있다. 허브치료원을 만들기 위해 활동, 허브패스팅Ⓡ 개발, NEXTAGE HERBALIST연구소 대표. 파리 제8대학 박사과정 재학 중 지도교수에게 프랑스 전통 약초학을 소개받고 심오한 프랑스 허브의 세계를 알게 된다. 당시 프랑스에서 유행하던 패스팅을 실천하여 10kg 이상의 다이어트뿐만 아니라 몸 상태의 극적인 개선을 실감한다. 다양한 프랑스 허브를 직접 실험해 체질 개선 이상의 효과를 체험하고 연구직이 아닌 길을 선택한다. 2015년, 폐의 유전성 난치병이 발병한다. 한 달 동안 일곱 번의 긴급 입원 및 퇴원을 반복한다. 수술을 하지만 2년 후 재발해 한쪽 폐를 절제하라는 선고를 받는다. 그러나 프랑스의 의료용 허브에 대한 독자적인 연구로 폐의 증상 완화에 성공한다. 허브 지식을 소규모로 가르치기 시작. 프랑스의 전통적인 약초학 및 수도원 등에서 실시하던 단식의 이론을 체계화. 1년 후 유럽과 미국의 최첨단 패스팅 과학 연구를 융합시킨 허브·패스팅의 기술을 독자적으로 개발. 인터넷이나 슈퍼마켓 등에서 구입할 수 있는 재료만으로 집에서 고통 없이 할 수 있는 독자적인 디톡스 단식법은 60세 이상이라도 가능하며 15kg 이상 다이어트에 성공하는 사람이 속출했다. 부차적인 효과로 만성질환이 호전되는 사례가 속속 등장했다. 현재 멤버들과 함께 패스팅뿐만 아니라 유럽의 전통 허브 연구, 동양과 일본의 고대 약초학 연구 및 실천을 하는 NEXTAGE HERBALIST 랩을 주최하고 있다. 기후현에서 농장을 경영하면서 인터넷을 중심으로 일본 전국 각지에서 강연 활동을 하고 있다.

타임머신을 타고

시곗바늘을 되돌립시다.

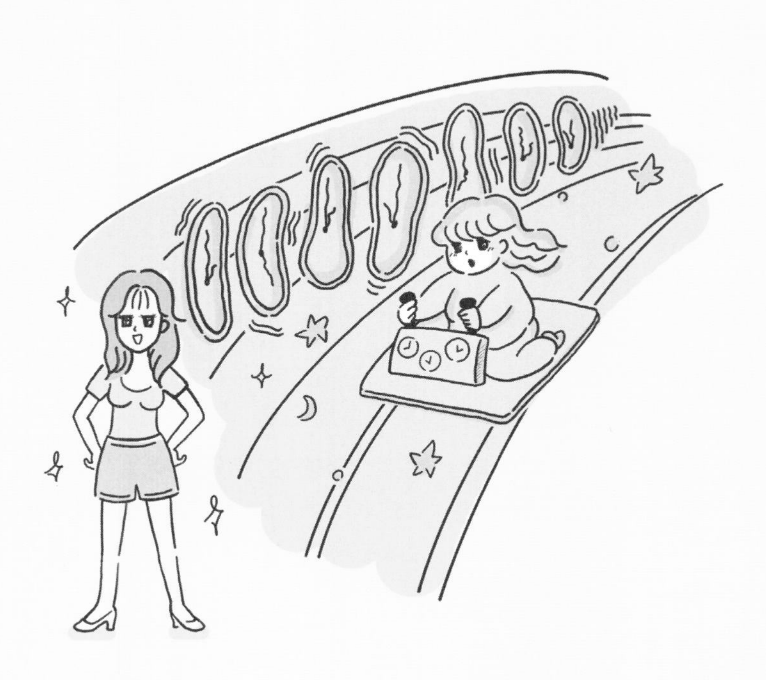

체험자들의 생생한 리뷰

90kg에서 65kg으로

반년 후에는 건강검진에서 찜찜한 곳도 없었고 복용 중이던 다섯 종류의 약도 더이상 먹지 않아도 될 정도입니다.

(이다 씨, 60대 남성)

몇 번 하다 보니 머리가 맑아지고 집중력이 좋아져 **생각과 행동이 일치**하게 되었습니다. 불필요한 것은 내려놓고 그동안 주저하던 일에도 도전하게 되었습니다.

(오카 씨, 40대 여성)

머리가 맑아지고 만장일치로 결정하는 **아이디어도 낼 수 있을 정도**로 좋아졌습니다. 망설이지 않고 아이를 쫓아서 뛸 수 있게 되었고, 아침 준비도 편해져 화장도 하고 치마도 입는 등 **일상생활이 밝아졌습니다.**

(가타야마 씨, 30대 여성)

지금까지 단식은 몇 번 해봤습니다. 할 때마다
고행이라는 생각들뿐이었습니다. 그러나 '해독
패스팅'은 **쉽게 5일간이나 할 수 있어서**
'정말 이게 다야?'라는 생각이 들 정도였습니다.
그런데도 **5kg이나 빠졌습니다.**
(후나토 씨, 30대 여성)

3개월로 일상생활에서 **짜증이 줄어 성격이**
좋아졌다는 말을 들었습니다.
(시바야마 씨, 50대 여성)

피부도 좋아졌지만, 헤어디자이너가 놀랄 정도로
흰머리가 줄고
머리카락에서 윤기
가 납니다.
(고토 씨, 50대 여성)

1년 전에 관절을 다쳐서, 빨래를 너는 것도 너무 힘들었습니다만,
3번의 해독을 하고 나서부터는 옛날에 하던
'빌리의 부트캠프(Billy's Bootcamp)'를 할 수
있을 정도로 좋아졌습니다. 지금은 여러 곳을 여행하고
있습니다.
(야마자키 씨, 50대 여성)

체험자들의 생생한 리뷰

이전에는 움직이는 게 귀찮아서 금방 눕거나 했지만, 지금은 아침에 일어나서 저녁에 잘 때까지 드러눕는 일이 없어졌고 생각이 나면 바로 움직이게 되었습니다.

젊었을 때보다 훨씬 활기가 넘칩니다.

(오노 씨, 60대 여성)

갑자기 몸이 좋지 않아서 회사에 갈 수 없게 되었습니다. 아무리 병원에 가도 해결책이 없었습니다. 정신병이라는 진단을 받았습니다. 3번의 '해독 패스팅'을 하고 4개월 후에 **사회생활에 복귀할 수 있게 되었습니다.**

(오바타 씨, 40대 남성)

최근 몇 년 동안 체형 때문에 부끄러워서 외출을 피해 왔습니다. 그런데 **10kg나 체중이 빠져서 밖에 나갈 용기가 생겼습니다.**

(아마노 씨, 40대 여성)

헬스장에서 '살이 빠졌네요'라고 말을 걸며 관심을 보이는 사람이 있었습니다. 나이가 많아도 **이상적인 체형에 가까워져서 기뻤습니다.**
(모리카와 씨, 70대 여성)

마사지 트레이너가 '배 주변에 딱딱하게 굳어 있던 **지방이 없어지고 부드러워졌다**'며 놀랐습니다.
(곤도 씨, 60대 남성)

오랜만에 만난 지인에게 '예뻐졌다'는 말을 들었습니다. 그리고 최근에
몇십 년 만에 길거리에서 모르는 남자가 말을 걸어오기도 했습니다.
(나카지마 씨, 40대 여성)

과식 때문에 **늘어난 체중이 정상 체중으로 돌아왔습니다.** 눈도 침침해지고 노안도 왔었는데, 많이 좋아져서 **안경 없이 생활**할 수 있게 되었습니다.
(야마모토 씨, 50대 남성)

"그 옛날 그 시절의 몸으로 돌아갈 수 있다면, 더 많은 걸 할 수 있을 텐데……."

누구나 한 번쯤 품게 되는 꿈입니다. 여러분도 틀림없이 한 번은 생각해 본 적이 있을 겁니다. '조금만 더 젊어질 수 있다면'이라고 말이죠.

이 책에서는 그런 분을 위한 **'시곗바늘을 되돌리는 방법'**에 대해 소개합니다.

젊음을 되찾는 메커니즘은 간단합니다.

'노화의 원인인 체내의 독(毒)을 패스팅(단식)으로 배출하는 것'

최신 많은 연구에서 패스팅은 '젊음을 되찾는 효과가 있다'라고 보고되고 있습니다.

그러나 이론은 알아도 실행이 안 됩니다. 한다고 해도 효과가 느껴지지 않습니다.

이유는 장기(臟器)에 노화 물질이 끈질기게 붙어서 끝까지 남아 있기 때문입니다.

이 책에서는 허브(약초)의 힘을 빌려 패스팅을 하고 노화의 원인을 뿌리째 제거하는 아주 간단한 방법을 소개합니다.

'장(腸)', '간장(肝臟)', '신장(腎臟)'의 순으로 정화하면 '무겁고 나른하던 그 느낌이 뭐였지?'라는 생각이 들 정도로 몸이 가벼워집니다.

그리고 왠지 모르게 인생이 잘 풀리기 시작하는 참신한 방법입니다.

해독을 하면, 인생의 '막힘'도 뻥 뚫린다

"허브를 마시면서 패스팅(단식)하는 것만으로 해독(디톡스)이 되고 인생도 바뀐다고? 말도 안 돼."

물론 허브티를 마시는 정도로는 약간 건강해질 뿐입니다. 그리고 마시는 정도로는 허브가 지닌 본래의 힘을 효과적으로 사용할 수 없습니다.

허브라고 하면 가볍고 멋스럽게 들립니다.

그런데 **허브는 본래 '약초(藥草)'**라는 뜻입니다.

올바르게 사용하면 극적인 효과를 볼 수 있습니다.

이것을 프랑스 유학 때 알게 되었습니다.

파리 제8대학 철학박사 과정을 밟고 있을 당시 필자는 매일 몸이 나른하고 머리가 멍한 상태였습니다. '인생이 꽉 막혀 있다'라는 말을 입버릇처럼 달고 살았습니다.

그런데 **허브 대국인 프랑스에서 허브를 접하고 당시 유행하던 패스팅을 경험하면서 인생이 백팔십도 바뀌었습니다.**

필자는 장, 간장, 신장 순서로 '해독(解毒)'을 했습니다.

그것이 끝났을 무렵에는 '막힘'이 뚫린 것처럼 일, 인간관계, 돈 등 인생 전반에 걸쳐 선순환이 시작되었습니다.

3년 후 본국으로 돌아온 필자를 보고 사람들은 놀라서 이렇게 말했습니다.

"도대체 무슨 일이 있었던 거야?"

꽉 막혀 있던 필자가 완전히 다른 사람이 되어 새로운 인생을 시작했기 때문입니다.

보이지 않는 독이
'건강 악화'와 '노화'의 근본 원인

극적인 변화가 일어난 이유는 단 하나입니다.

허브로 장기에 쌓인 노화 물질인 '독'을 배출했기 때문입니다.

몸에 독이 있다는 말을 듣고 '설마?'라고 생각하는 분들이 많을 것입니다.

일본에서는 '먹거리에 위험한 독이 함유되어 있다니 말도 안 된다. 그런 것이 몸에 축적되어 있을 리가 없다'라는 생각이 일반적입니다.

그런데 우리는 죽음에 이를 정도는 아니지만, 섭취하다 보면 몸을 갉아 먹는 '미량의 독'을 거부할 겨를도 없이 자의 반 타의 반으로 계속 섭취하고 있습니다.

이것은 평소에 우리가 자주 먹는 음식에 숨어 있어 얼핏 보면 독으로 보이지 않습니다.

식품첨가물, 인공감미료, 농약 등 몸에 좋지 않다는 것을 알면서도 '미량'이니까 괜찮다며 스스로 타협합니다.

이러한 독이 축적되어 '만성 염증'을 일으키고 원인을 알 수 없는 건강 악화 상태에 빠집니다. 또 노화의 원인이자 나아가 질병의 원인이 되기도 합니다. 이는 현대 과학에서는 거의 상식이나 다름없습니다.

오래된 세포를 새롭게 하고, 지치지 않고, 노화를 모르는 몸으로 있고 싶습니다. 그렇게 생각하는 사람도 있을 것입니다.

그러나 그 대응책은 없습니다.

그래서 '나이 탓이다'라고 말하는 것 외에는 다른 선택지가 없는 것입니다.

이 책을 읽는 여러분도 어쩌면 그중 한 명일지도 모릅니다.

4일 만에 몸이 다시 태어나는 편안하고 맛있는 패스팅

이 책은 필자가 프랑스 유학 중에 방대한 문헌을 조사하고 직접 자신의 몸에 실험하고 연구하면서 체계화한 내용을 담고 있습니다. 필자는 이 방법을 1천 명 이상에게 조언했으며, 실제로 그들이 실천한 내용을 정리했습니다.

최신 패스팅 이론과 전통 약초학의 지혜를 융합시켜 '축적된 독'을 몸에서 배출하고 효과를 체감할 수 있는 내용으로 구성되어 있습니다.

구체적으로는 한 달에 4일 동안 순서대로 장기별 독을 뽑아가면서 하나하나의 장기를 재생합니다.

1개월째는 '장(腸)', 2개월째는 '간장(肝臟)', 3개월째는 '신장(腎臟)'의 순서입니다.

각각의 장기에 대응하는 허브를 구분하여 전신에서 효율적으로 일반적인 패스팅으로는 배출할 수 없는 노화 물질을 몸에서 빼냅니다.

일반적으로 알려진 '공복(空腹)'을 전제로 한 패스팅의 개념에서 보면, 이 책에서 제시하는 방법은 상당히 비상식적일지도 모릅니다.

그러나 **프랑스식 패스팅(단식)은 간단하고 편하고 맛있습니다. 아무리 바빠도, 가족들이 방해해도, 먹는 것을 좋아해도 전혀 문제가 되지 않습니다.**

공복감을 별로 느끼지 않고 일을 하면서도 일주일 정도 패스팅을 계속할 수 있기 때문에 놀라실 수도 있습니다. 그러나 한편으로 너무 지나칠 가능성이 있기 때문에 올바른 방법을 알아야 합니다.

타임머신의 '사용설명서'

'해독 패스팅'은 인터넷이나 슈퍼마켓에서 구입 가능한 재료를 사용하고 필요한 영양을 섭취하여 몸에 대한 부담을 최대한 줄이면서 실시합니다.

이 책은 사용설명서입니다. 실행 시에는 해당 부분을 보면서 진행해 주시기 바랍니다.

이 책은 다음과 같은 순서로 구성되어 있습니다.

제1장에서는 약초와 패스팅으로 기적이 일어나는 이유를 설명합니다.

제2장에서는 최첨단 과학과 약초학의 융합에서 탄생한 이론을 설명합니다.

제3장에서는 프랑스의 내추럴 패스팅 방법을 소개합니다.

제4장에서는 4일간의 '해독 패스팅'을 간단하게 실시하는 방법과 사용하는 허브에 대해서 구체적으로 설명합니다.

제5장에서는 왜 '해독 패스팅'을 하면 건강한 몸이 될 뿐만 아니라 삶 자체가 변해갑니다. 그 이유를 설명합니다.

본격적인 '해독'은 4일간 실시합니다.

물론 패스팅(단식)을 한 적이 없는 사람은 불가능하다고 생각할 수도 있습니다.

그런 분은 일단 하루만 해보기 바랍니다.

'이렇게 쉬워?'라고 생각하며 4일간을 실시하고 싶어지는 사람이 대부분입니다.

허브를 사용하면 효율적인 패스팅이 가능하고 몇 번이나 반복함으로써 완전히 변신할 수 있습니다. 일단 시작해 보세요.

드디어 타임머신의 문 앞에 섰습니다.

필자가 지금까지 많은 사람에게 이 방법을 전하면서 느낀 것은 몸에 축적된 독 때문에 원래 가지고 있는 힘을 모두 발휘할 수 없는 사람들이 많다는 점입니다.

허브의 힘을 빌려 '해독(디톡스)'을 하면 몸이 가벼워져서 일할 때도 활기에 넘치고 인간관계도 좋아집니다.

그것만이 아닙니다. 자신의 사명과 같은 것도 발견하게 되어 마음속 깊은 곳에서 원하고 있던 다른 인생이 시작됩니다.

한 명이라도 더 많은 사람이 이 체험을 했으면 하는 마음을 담아 집필했습니다.

여기까지 읽고 뭔가 느낌이 왔다면, 내용을 읽고 직접 해보기 바랍니다.

또 문을 여는 데 한 가지 필요한 것이 있습니다.

'시간을 되돌리려는 각오'입니다.

'해독 후'에는 눈앞에 펼쳐지는 풍경이 확 달라져서 지금의 세상으로는 돌아갈 수 없을지도 모릅니다.

몇 개월 후 여러분은 누군가에게 이런 질문을 받을 것입니다.

"완전히 다른 사람이 됐네. 지금 뭐하고 있어?"

지금의 자신에게 그런 변화를 일으키고 싶지 않습니까?

마음의 준비가 됐다면 타임머신의 문을 여세요.

해독(解毒) 패스팅(Fasting)의 가장 기본적인 4일간

[예] '장(腸)'의 해독 패스팅

아침

허브 셰이크

- 물 500mL
- 사일륨 가루 2g
- 센나 가루 1g
- 레몬즙 또는 소금 약간

물통에 넣고 흔든다!!

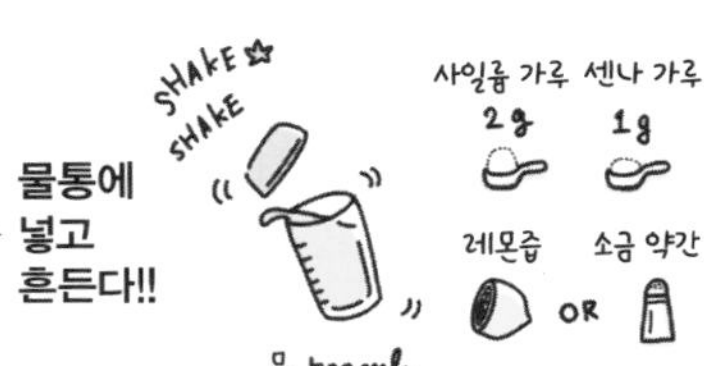

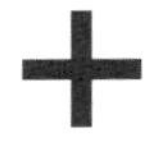

카페 라테

- 커피 1잔
- MCT오일 1작은술
- 목초 버터 1작은술

→ 믹서 또는 물통에 넣어 거품이 날 때까지 흔든다!

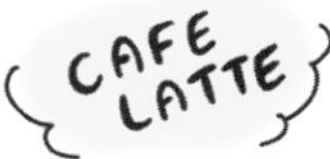

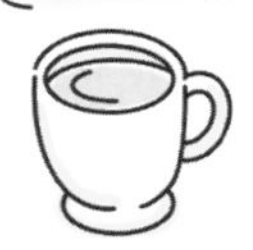

편하고 맛있다!! 불과 4일로 젊어진다!

점심

생과일주스

- 제철 과일(레몬이든 오렌지든…)

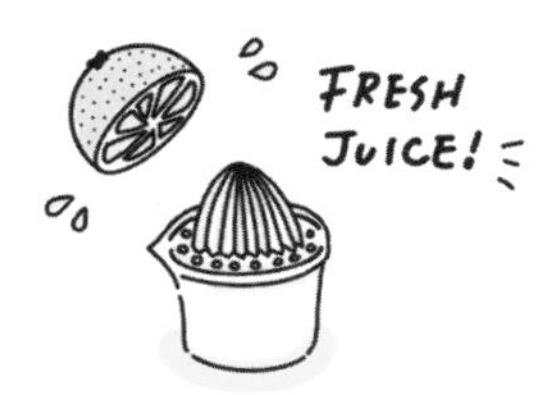

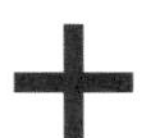

루이보스 라테

- 루이보스티 1잔
- MCT오일 1작은술
- 목초 버터 1작은술

→ **믹서 or 물통으로 거품이 날 정도로 흔든다!**

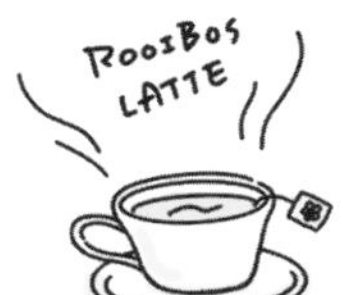

MCT오일 1작은술

목초 버터 1작은술

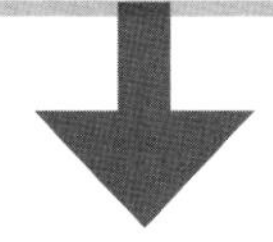

저녁

맛국물 된장국

- 건더기(고형물)는 먹지 않는다

➡ 국물만 마신다!

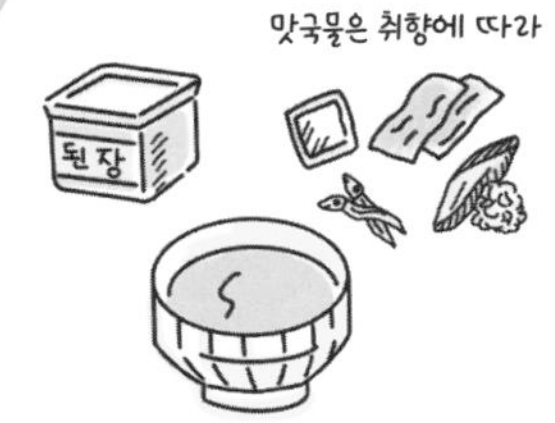

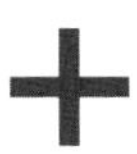

김을 몇 장

(간을 한 맛김은 안 돼요)

× 4일간

※물은 1일 2리터를 기준으로 마시는 것을 추천

차례

체험자들의 생생한 리뷰 • 8

책머리에 • 12

해독(解毒) 패스팅(Fasting)의 가장 기본적인 4일간 • 22

제1장
왜 '해독'과 '패스팅'을 동시에 하는 것이 좋은가

- 진흙 속에 사는 두꺼비 • 30
- 해독 패스팅을 하면 기적이 일어난다 • 34
- 솔깃한 패스팅의 함정에 조심하자 • 37
- 그럴듯해 보이는 '프티(작은) 단식'으로 왜 리바운드 지옥에 빠지는가? • 40
- 이것도 저것도 모두 독(毒)? 먹어도 되나…… • 44
- 독이 쌓였다면 배출하면 된다 • 47
- 일주일에 이틀만 컨디션이 좋았다 • 50
- '실제 나이보다 스무 살이나 젊어 보이는 교수'의 비밀 • 54
- 18kg 감량, 프랑스에서 만난 젊어지는 타임머신 • 58
- '가장 오래된 지혜'와 '최첨단 과학'을 융합한 해독 패스팅(단식) • 62
- 장기(臟器)의 기름때는 물로 깨끗해지지 않는다 • 66

제2장

해독을 하면 인생에 무슨 일이 일어날까

- '오물신이 나왔어요!' • 72
- 몸속에 숨어 있는 '마물' • 77
- 해독으로 날아갈 듯 가벼워진다 • 80
- '숙변'은 있다? 없다? • 84
- 건강 상태가 나쁨의 범인은 '장(腸)에 붙어 있는 쓰레기'가 아니다 • 87
- 착한 허브의 독이 세포를 재생한다 • 91
- 평균 4일 후 지독한 냄새를 풍기는 '그것'이 나오는 이유 • 94
- 3개 장기를 4일간 세척하면 인생이 바뀐다 • 97
- 해독 패스팅 중에는 공복(空腹) 금지! • 100
- '배 속의 벌레 소리'를 무시하지 말자 • 104

제3장

공복감을 모르는 프랑스식 단식

- 안티에이징 미녀가 많은 프랑스식 패스팅 레시피 • 110
- '기아감'보다도 '만복감'이 중요한 이유 • 114
- 패스팅 중에는 '1일 3식'을 만들자 • 118

- 해독 중에는 '당질'이 아니라 '지질'을 섭취하자 • 122
- 패스팅 중에 왜 머리도 마음도 가벼워질까? • 125
- 전신 염증을 막는 양질의 오일 • 128
- 해독 패스팅 중에 꼭 먹어야 하는 간단 카페 레시피 • 131
- 해독을 가속하는 식이섬유 • 135
- '배 속 세균'을 내 편으로 만들자 • 139
- 그렇다면 필요한 식이섬유는? • 142
- 장내 세균을 기쁘게 하는 변비 아웃 '허브 셰이크' 만드는 법 • 145
- 해독 중에는 천연 효소와 미네랄을 섭취하자 • 148
- 노화된 세포를 없애려면 어떻게 해야 하나 • 151
- 식물에서 대량의 '항산화 물질'을 추출한다 • 154
- 안티에이징 미녀가 되는 프랑스식 '마시는 미용 수프' • 157
- 일상생활을 바꿀 필요는 없다 • 161

제4장

몸도 마음도 새롭게 태어나는 '해독 허브'의 구체적인 사례

- '해독 여행'을 떠나기 전에 필요한 것 • 166
- 뇌에서 들리는 '되돌아가!' 목소리의 정체는? • 169
- 설렘이 가득한 '계획'을 세우자 • 172
- 만사 귀찮은 사람을 위한 초고속 레시피 '된장, 김, 맛국물' • 177
- 독(毒) 덩어리로 가득한 장(腸)을 깨끗이 세척하는 허브 • 180

- 지방으로 뚱뚱해진 ‘간장’을 깨끗이 세척하는 허브 • 185
- 꽉 막힌 ‘신장’을 깨끗이 세척하는 허브 • 190
- 왜 ‘해독 후’를 떠올릴 필요가 있을까? • 195

제5장
‘해독’으로 진짜 ‘나’를 깨운다

- 해독 후 처음으로 본 세상 • 202
- 해독을 하면, 왠지 하고 싶은 일이 보인다 • 205
- 인생 시나리오를 다시 쓰는 이유 • 208
- 허브가 가진 ‘개성을 최대화하는 힘’ • 211
- 모든 장기(臟器)에 ‘고맙다’ • 214
- 구멍이 숭숭 난 폐(肺)가 치유된 날 • 217
- 미야코지마섬 첫 ‘의사 집안’으로 키운 할머니의 가르침 • 221
- 자연의 힘에 감사하면 길이 열린다 • 224
- 독을 배출한 후, 인생 시나리오가 움직이기 시작한다 • 227

끝내며 • 232

주요 참고 문헌 • 237

제1장

왜 '해독'과 '패스팅'을 동시에 하는 것이 좋은가

진흙 속에 사는 두꺼비

어느 날 거울을 보니 거기에 큰 두꺼비가 한 마리 있었습니다.

생기를 잃은 눈, 빵빵한 볼, 나 자신이 아닌 누군가가 거울 속에 있었습니다. 그러나 **분명 필자 자신이었습니다.** 나쁜 마법에 걸린 듯 내가 아닌 다른 누군가로 변해 있었습니다.

당시 필자는 대학원에 재학 중이었으며, 1주일에 4일이나 아르바이트를 하며 학비를 버는 고학생이었습니다.

건강을 돌보지 않는 생활을 한 덕분에 고등학생 때보다 20kg이나 살이 쪄 80kg에 육박하는 상황이었습니다.

- 아침에 일어나면 달달한 빵을 먹고 커피를 마시고 출근한다.
- 점심은 회전초밥 등을 먹는다.
- 저녁은 기름기가 많은 라면을 먹는다.
- 집에 돌아와서 야식으로 편의점 도시락과 맥주를 먹는다.

"이렇게 급격하게 살이 쪄서 급사(急死)하는 사람을 많이 봤습니다. 빨리 다이어트하세요."

동료가 말했습니다.

나는 반론하지 못하고 과자를 입안 가득 넣은 채 행복한 햄스터처럼 싱글벙글 웃고 있었습니다.

그러나 마음속으로는 웃지 않았습니다.

당시 사귀던 여성이 별 이유도 없이 갑작스러운 이별을 통고해 인생의 악순환에 돌입해 버렸기 때문입니다.

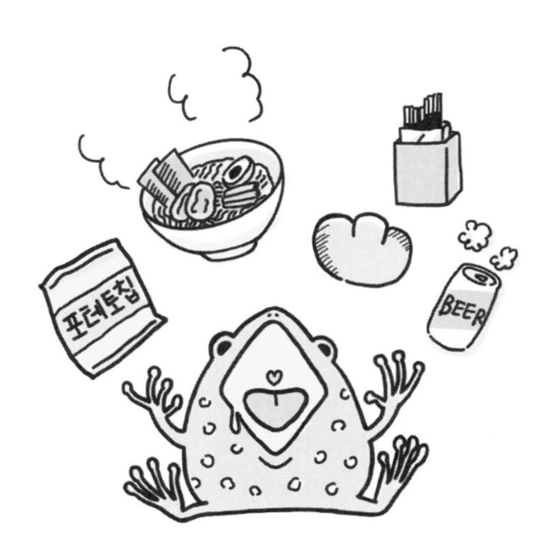

어느 날 집에 돌아오는 길에 비가 내렸습니다.

아르바이트하는 곳은 도쿄 고탄다(伍反田)의 메구로(目黑川) 강변에 있었습니다.

메구로강은 비가 오면 강바닥에 쌓여 있던 진흙이 비로 인해 올라오기 때문에 냄새가 엄청납니다.

지독한 냄새를 느끼는 순간 '나는 역한 진흙 냄새가 올라오는 곳에 서식하는 도시의 두꺼비가 되었구나' 하는 생각이 들었습니다.

"인생이 꽉 막혔어"

당시 필자가 입버릇처럼 달고 살던 말이었습니다.

소원을 단 하나만 이룰 수 있다면 몇 년 전으로 돌아가서 인생을 다시 살고 싶었습니다.

하지만 그런 만화 같은 일은 일어나지 않습니다.

당시 필자는 출구가 보이지 않는 절망 속에 빠져 있었습니다.

그런데 4년 후 필자가 프랑스 유학에서 돌아왔을 때 당시의 필자를 알던 사람들은 눈을 동그랗게 뜨고 이렇게 말했습니다.

"와, 피부에서 빛이 나"

"활기가 넘쳐"

"프랑스에서 무슨 일이 있었던 거야?"

왜 이런 말을 했을까요?

노력은 했지만, 운이 좋았을지도 모릅니다.

그렇지만 '꽉 막힌 인생'이라고 생각했을 때도 노력은 했고 기회도 있었습니다.

그러나 당시에는 저주에 걸린 듯 무엇을 해도 잘 풀리지 않았습니다.

당시와 다른 것을 하나만 꼽으라면 프랑스에서 허브를 사용해 몸에 독소를 뺀 것뿐입니다.

그 이후 지금까지 걸려 있던 저주에서 벗어난 듯 몸이 가벼워지고 머리가 맑아지고 에너지가 충만해졌습니다.

해독을 한 덕분에 필자는 완전히 다른 사람이 되었고 믿을 수 없는 일들이 일어나기 시작했습니다.

해독 패스팅을 하면 기적이 일어난다

'해독 패스팅(Fasting : 단식=초저칼로리에 의한 식이요법)'으로 독을 몸밖으로 배출하면 며칠 만에 다음과 같은 일이 일어납니다.

- **살이 빠진다.**
- **피부에서 빛이 나고 탄력이 생긴다.**
- **눈에 거슬리던 흰머리가 줄고 검은 머리가 늘어난다.**
- **저녁이 되면 피곤했는데, 하루 종일 전력을 다해 움직여도 괜찮다.**
- **늘 달고 살던 피곤함과 정신이 아찔아찔하여 어지러운 증상도 사라진다.**

'나이 탓이다'라든가 '노력 부족이다' 이런 말을 듣고 그런가 보다 했던 일의 대부분이 사실 **'축적된 독'** 때문인 경우가 많습니다.

이 '독(毒)'은 먹으면 즉사하는 '독약'의 독이 아닙니다.

뒤에서 자세하게 설명하겠지만, 일정량을 섭취해도 바로 죽지 않는 '미량의 독'입니다.

우리 몸에 숨어들어 서서히 그러나 확실하게 갉아 먹습니다.

머리가 혼미한 물리적 측면만이 아니라 우리 인생에도 막힘 현상을 불러일으킵니다.

실제로 디톡스(Derox : 해독) 단식을 하면 처음으로 '독 때문이라는 사실'을 깨닫게 됩니다.

만약 건강을 잃었다는 것을 깨닫고 나이 탓으로 돌리거나 아무리 노력해도 잘 풀리지 않는다면 **자신 때문이 아니라 '독' 때문일지도 모릅니다. 그럴지도 모른다고 의심하십시오.**

이 책에서 전하는 것은 단식이라는 잘 알려진 건강법입니다. 건강만이 아니라 인생 그 자체에도 멋진 일이 일어나는 인생 건강법이기도 합니다.

'허브'도 '패스팅(초저칼로리에 의한 식이요법)'도 과학적으로 설명이 안 되는 현상을 일으킨다고 알려져 있습니다.

이 2가지가 절묘하게 융합되어 '마법(魔法)'과 같은 신기한 효과가 발생합니다.

이 책에서는 허브와 패스팅을 융합함으로써 왜 마법과 같은 현상이 일어나는지에 대해 설명합니다.

솔깃한 패스팅의 함정에 조심하자

"허브를 사용한 패스팅(Fasting : 단식=초저칼로리에 의한 식이요법)을 가르치고 있습니다."

내가 이렇게 자기소개를 하면, 먼저 **"살을 얼마나 뺄 수 있나요?"**라는 질문이 나옵니다.

그 질문을 한 다음에는 **"단식(패스팅)을 한 적 있는데, 요요가 왔어요"**라고 낙담한 표정을 짓습니다.

얼마 전까지 패스팅은 특별한 사람이 하는 '수행(修行)'이라는 이미지가 강했습니다. 그런데 몇 년 전에 전 세계적으로 단식(패스팅) 붐이 일어나 점차 대중화되었습니다.

- **효소 패스팅**
- **프티(작은) 단식**
- **반나절 단식**
- **주 1회 단식**

- **단백질 패스팅**

다양한 방법이 유행했습니다.

여러분도 한 번쯤은 도전한 적이 있을지도 모르겠습니다.

하지만 국내에서 널리 알려진 단식은 일시적으로 살을 빼는 효과는 있어도 결국 요요가 온다든가 오히려 건강이 나빠지거나 하는 등 잘못된 방법이 많습니다.

왜 그렇게 되냐면 국내에서는 단식을 '다이어트의 일종'으로 이해하고 있기 때문입니다.

즉 '이렇게 하면 살이 빠진다'는 솔깃한 말에 넘어가 다이어트의 하나로 패스팅을 하고 있다는 말입니다. 이것이 잘못된 패스팅의 온상이 되고 있다고 필자는 생각합니다.

한 예로 **'첨가물이 들어간 효소 음료'**를 사용한 패스팅이 있습니다.

유럽에서는 패스팅할 때 첨가물이 들어간 음료를 잘 사용하지 않습니다.

몸에 쌓인 비자연(非自然)적 물질을 배출하려고 하는데, 오히려 비자연적 물질을 몸에 넣는 것은 본말전도(本末顚倒)이기 때문입니다.

또 효소 음료에는 설탕 등 당질이 들어 있기 때문에 첨가물 유무에 상관없이 잘 사용하지 않습니다. 공복 시에 마시면 혈당치가 갑자기 올라가서 몸에 부담을 줍니다.

물론 효소를 섭취하면 안 된다는 말은 아닙니다.

신선한 과일이나 채소를 짜면 몸에 좋은 효소 음료를 만들 수 있습니다.

프랑스에서는 '패스팅할 때 마시는 음료는 직접 만든다'가 일반적입니다. 필자도 그렇게 가르치고 있습니다.

필자의 학생 중 대부분은 해독 패스팅을 알기 전까지, '시판 효소 음료를 사는 것이 당연했다'고 합니다.

"직접 만드는 과일주스와 슈퍼에서 사는 과일주스 중 어느 쪽이 더 건강에 좋다고 생각하십니까?"

이런 질문을 받고 나서 처음으로 다이어트 관련 업계의 솔깃한 함정에 빠져 있다는 사실을 깨닫게 되었습니다.

그럴듯해 보이는 '프티(작은) 단식'으로 왜 리바운드 지옥에 빠지는가?

효소 음료 단식에 더해 '프티 단식은 효과가 있나요?'라는 질문도 자주 받습니다.

필자는 첨가물이 들어간 효소 음료보다는 훨씬 건강에 좋다고 말한 후 이렇게 덧붙입니다.

"살은 빠지지만 아마도 리바운드(Rebound : 요요)가 올 겁니다."

프티 단식의 '프티'는 '약간, 조금'이라는 뜻의 프랑스말입니다.

다른 말로 '인터-미텐트 패스팅(Inter-Mitent fasting : 간헐적 단식)'이라고도 합니다.

'1일 3식을 모두 먹는 게 아니라, 공복 시간을 유지합니다. 이것도 패스팅입니다'라는 개념입니다.

이것은 '밥을 먹지 않는 날이 있다니 말도 안 된다'는 사람에게 축복과도 같은 방법입니다.

현대인은 지나치게 많이 먹습니다.

소화가 모두 되기도 전에 위장(胃腸)으로 먹거리를 쑤셔 넣는 상태입니다.

젊을 때는 신진대사가 활발해서 괜찮을지도 모르지만, 나이를 먹을수록 공복 시간이 필요하다는 주장에는 전적으로 동의합니다.

이 프티 단식은 실제로 너무 많이 먹는 사람에게는 어느 정도 효과가 있고 건강에도 좋을 것 같습니다.

'꾸준하게, 무리하지 않고, 부담 없이'

얼마나 멋진 말입니까. 어느새 몸에서 독이 빠져나간 것 같은 느낌까지 듭니다.

그러나 안타깝게도 마음대로 되지 않습니다.

프티 단식에 도전한 사람 중 대부분이 결국 리바운드(요요)가 와 버렸습니다. 그런 사람을 필자는 많이 봤습니다.

왜, 원래대로 돌아가 버리는 것인가요?

이유는 간단합니다.

몸에 근본적으로 쌓여 있는 '독(毒)'이 빠지지 않기 때문입니다.

조금 독이 빠진 정도로는 결국은 이전 상태로 돌아가 버리는 것입니다

흙탕물로 가득 찬 양동이를 떠올려 보십시오.

컵 1잔 정도의 흙탕물을 덜어 내고 깨끗한 물을 넣었다고 합시다. 그 정도로는 양동이에 담긴 물이 깨끗해지지 않습니다. 도로 진흙탕이 되어 버릴 뿐이죠.

이와 같은 이유로 '프티 단식'에 도전해서 독을 조금 뺐다고 해도 근본적으로 해결되지는 않습니다.

그러면 어떻게 하면 좋을까요?

필자가 제안하는 것은 근본적으로 주요 장기(臟器)에서 독을 빼는 것입니다.

허브를 사용하여 체내의 독을 씻어 냅니다. 전신에 독이 없는 상태를 기본 상태로 만드는 것입니다. 그러면 독이 들어간다고 해도 몸은 독이 없는 기본 상태를 유지하려고 스스로 노력을 합니다.

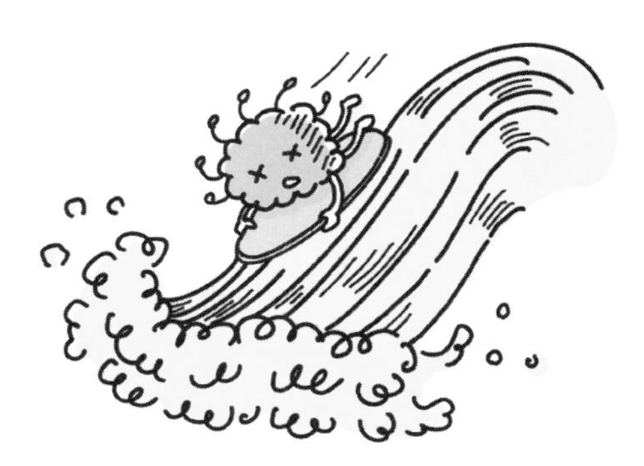

몸에 독이 약간 들어가도 독이 없는 상태로 '역리바운드(逆 Rebound)'한다는 말입니다.

'해독 패스팅'은 다이어트는 아니지만, 리바운드(요요)가 없습니다.

많은 사람이 패스팅을 다이어트의 일종으로 생각하기 때문에 자꾸만 체중에 눈이 가기 십상입니다.

하지만 주목할 부분은 '축적된 독'입니다.

이것을 근원부터 완전히 씻어 냅니다.

이것도 저것도 모두 독(毒)? 먹어도 되나……

이 책이 정의하는 '축적된 독'은 눈에 보이지 않는 유령과 같은 존재입니다. 나쁜 짓을 하는데, 눈에 보이지 않습니다.

독의 존재에 대해 많은 사람이 알고 있습니다.

- **트랜스지방산**
- **식품첨가물**
- **잔류농약(살충제, 제초제, 방부제)**

이러한 것들이 몸에 독이 된다는 사실을 모르는 사람은 거의 없을 것입니다.

간과하기 쉬운 예로는 의약품도 있습니다. **약 대부분이 석유에서 유래한 것으로, 첨가물도 함유되어 있습니다.** 건강보조제도 마찬가지입니다.

여기에 **화장품이나 샴푸, 땀 냄새 제거 스프레이, 세탁세제 등**까지 넣으면 독 리스트는 끝이 없을 정도입니다.

그러나 여기에 독의 문제가 있습니다.

일상생활의 모든 장면에서 '독 없이는 생활이 안 된다'는 점입니다. 체내에 독소가 하루하루 축적되는 것은 현대 문명에 사는 이상 피하는 것은 불가능합니다.

"여기도 저기도 모두 독이 들어 있다"라고 말하면 여러분은 얼굴을 찌푸릴 것입니다.

어쩌면 "난 뭘 먹어야 하냐고!"라고 화를 낼 수도 있습니다.

보이지 않는 독이 체내에 쌓였다는 생각 자체가 불쾌할 수도 있습니다. 생활 습관에 관련된 일이라 타인에게 이러쿵저러쿵 말을 듣는 게 싫을 것입니다.

그래서 주변 분위기나 눈치를 살피며 말조심해야 하는 국내에서는 독과 관련된 이야기를 하지 않는 것이 상식입니다.

독이 몸에 좋지 않다는 사실을 아는 사람들은 독을 피해서 생활합니다. 하지만, 그런 말을 하는 것은 꺼립니다. 유령을 목격한 사람처럼 이상한 사람 취급을 당하기 십상이기 때문입니다.

일본 사회에서는 '독은 존재하지 않는 것'이라고 생각하는 편이 살기 편합니다.

그래서 먹거리에 독 같은 것은 들어 있지 않다고 무시하면서 독을 조금씩 섭취하고 결국 건강을 해칩니다.

여기저기서 독이 초래한 비극이 일어나고 있지만, 독 때문에 건강을 해쳤다고 인정하지 않습니다.

친구가 트랜스지방산이 가득 함유된 과자를 내놓거나 즐거운 회식 자리에서 라면이 나오면 '이 독은 먹어도 될까?'라고 일말의 불안감을 느끼는 사람도 있을 것입니다.

또는 사실은 불안하지만 '가능한 독(毒)을 피하고 있으니까 이 정도는 괜찮을 거라며' 자기 자신을 납득시키는 사람도 있을 것입니다.

그러나 두려워할 필요는 없습니다.

매일 독이 함유된 음식을 과도하게 피하는 것이 아니라 그것을 받아들이고 독을 "밖으로 내보내 버리면 되는" 것입니다.

독이 쌓였다면 배출하면 된다

"독을 피하고 있으니까 나는 괜찮아."

이렇게 단언하는 것은, 현대 사회를 살아가는 이상 무리일지도 모릅니다.

이것은 마치 "나는 매일 청소해서 집에 먼지 하나도 없습니다"라고 말하는 것과 같습니다.

독은 집 먼지와 같은 것입니다. 눈에 잘 보이지 않는 1밀리미터 이하의 먼지는 아무리 애써도 쌓이기 마련입니다. 그래서 깨끗하게 유지하려고 해도 완벽할 순 없습니다.

그렇다면 정기적으로 대청소를 하면 됩니다.

여기에서 근본적인 문제에 봉착합니다.

"우리 사회는 독을 터부시해 왔기 때문에, 많은 사람이 올바른 해독(解毒 : 디톡스) 방법을 모른다."

"방법을 몰라서 못 본 척할 수밖에…"

그렇다고 합니다.

해독 패스팅(Fasting : 단식=초저칼로리에 의한 식이요법)은 장(腸)과 간장(肝臟), 신장(腎臟) 등 장기(臟器)에 쌓인 독을 디톡스해서 장기 자체를 젊어지게 하는 것입니다.

여기까지 듣고 '어쩌면 말도 안 된다'고 생각할지도 모르겠습니다.

"장기 기능은 저하되면 끝이다. 원래대로 돌아가지 못한다."

이것이 많은 사람이 공유하는 사회적 통념이니까요.

유럽에서는 장기(臟器)의 디톡스 허브라는 것이 일반적인 약국에서 판매되고 있습니다만, 국내에서는 별로 판매되고 있지 않습니다. 디톡스 자체는 뭔가 수상한 글씨로 이해되어 꺼림칙하고 기피하는 분위기가 있습니다.

그러나 여기서 확실히 말해 두고 싶습니다.

대미지(Damage : 손해)를 받아 기능이 저하된 장기를 원래대로 회복시키는 것은 전혀 불가능한 일이 아닙니다.

물론 장기 손상이 심해 손을 쓸 수 없는 상태라면 얘기가 달라지지만, 어느 정도 선까지 기능이 저하된 상태라면 장기에 쌓인 독을 제거함으로써 대체로 회복할 수 있습니다.

장기에 쌓인 더러움은 허브와 패스팅(단식)을 병용하면 제거할 수 있습니다. 특히 각 장기에 맞는 허브를 사용하면 깨끗하게 씻어 낼 수 있습니다.

"장기를 씻어 낸다니!"라며 비상식적이라 믿을 수 없다고 하는 사람도 있을 것입니다.

필자도 디톡스(해독)의 본고장인 프랑스에 가기 전까지는 허브에 이렇게나 힘이 있는 줄 몰랐습니다. 필자는 프랑스 유학 시절, 그 힘에 매료되어 직접 몸에 실험하고 그 결과를 디톡스 패스팅(단식)으로 체계화하는 데 성공했습니다.

그러면 체계화의 경위에 관해 이야기하겠습니다.

일주일에 이틀만 컨디션이 좋았다

필자는 스물아홉 살 때 프랑스로 유학을 떠났습니다.

프랑스에서 박사 과정을 밟았다고 하면 "오다(織田) 선생님은 유복한 가정의 엘리트였군요"라는 말을 듣곤 합니다.

하지만 사실은 경제적으로 풍요롭지 않아서 매일 아르바이트를 하며 생활비를 벌어야 했습니다.

앞서 말했듯 정신을 차렸을 때는 이미 두꺼비 같은 모습이 되어 있었습니다.

집에 돌아왔을 때 아버지는 나를 불쌍하다는 듯 쳐다보며 말했습니다.

"뚱뚱한 돼지보다 마른 소크라테스가 좋다는 말도 모르냐. 그 몸으로 잘도 철학 연구를 한다고 말하는구나."

지방(脂肪)이 붙은 볼록 나온 배를 보며 아버지께 아무 말도 할 수 없었습니다.

하지만 속으로는 '뚱뚱한 돼지가 뭐가 나빠. 부끄러워할 필요 없어'라고 반발했습니다.

왜냐하면, 스트레스의 방어책처럼 몸에 붙은 지방은 노동의 '훈장'이라고 당시에는 생각했기 때문입니다.

그 후 인생의 터닝포인트가 찾아왔습니다. 학원 강사를 하고 있을 때였습니다.

어느 날 초등학교 5학년 여학생들에게 국어 수업을 하고 있었는데, 그중 한 명이 이렇게 말했습니다.

"선생님, 양복에 분필이 묻었어요. 지저분해요. 선생님 눈은 죽은 생선 눈빛 같아요."

수업에서 사용하던 국어 참고서에 '히로시는 죽은 생선 같은 눈빛을 하고 있었다'라는 문장이 있었는데, 그것을 인용해서 나를 놀렸던 것입니다.

정곡을 찔렸습니다.

당시 필자는 긴 대학원 생활을 했지만, 결국 불확실한 대학교

수의 꿈을 포기하고 취직할 수밖에 없었습니다. 하지만 이런 인간을 도대체 누가 고용해 주겠습니까. 미래가 전혀 보이지 않는 불안감에 휩싸인 나날들이었습니다.

사실 '고생하다 보면 틀림없이 좋은 날이 찾아올 거야'라는 근거 없는 기대감을 품고 고학생 생활을 이어 가고 있었습니다.

그러나 대학원에 계속 다닐 돈을 집에서 댈 수가 없었습니다.

결국 꿈을 포기하는 것 외에는 방법이 없었습니다.

그것뿐이라면 그나마 다행이었을 겁니다. 당시 필자는 늘 머리가 혼미한 상태였습니다. 겨우 일주일에 하루이틀 정도만 맑은 정신으로 생활할 수 있었습니다.

돈도 없고, 학맥·인맥도 없고, 젊은이에게 최후의 보루라고 할 수 있는 체력도 없었습니다.

컨디션이 좋은 날이라곤 일주일에 이틀 정도였습니다.

그런 사람은 더이상 꿈꿀 수 없습니다.

당시 스물여덟 살이었습니다. 정신적으로도 육체적으로도 피폐

해져 있었습니다. 어쩌면 그즈음이 큰 꿈을 포기하는 일반적인 나이일지도 모르겠습니다.

그런데 갑자기 프랑스 유학 장학금 이야기를 듣게 되었고 이야기가 급진전하여 파리 제8대학교 박사 과정에 편입하기로 결정이 났습니다.

'실제 나이보다 스무 살이나 젊어 보이는 교수'의 비밀

갑자기 찾아온 장학금 지원 기회를 잡았습니다. 그리고 뭔가 변할지도 모른다는 희망과 기대감을 품고 프랑스로 갔습니다.

하지만 몇 개월이 지나도 필자의 인생은 변하지 않았습니다.

반년도 지나지 않아 대학에서 받은 장학금이 모두 떨어졌습니다.

유학을 온 것까진 좋았는데, 다시 고국으로 돌아가는 수밖에 없는 상황에 부닥쳤습니다.

눈 내리는 어느 날, 필자는 센강을 따라 걷고 있었습니다.

눈이 쌓인 다리 위에 멈춰 서서 얼어붙은 강을 내려다보며 신세 한탄을 했습니다.

"또 인생이 막혀 버렸네. 여기서 뛰어내리면 편해지겠지."

계속 살고 싶을 만큼 인생에 미련은 없었지만, 파리에서 행방

불명된 아들을 찾느라 부모님이 힘들겠구나 하는 생각이 들었습니다.

결국 필자는 센강에 뛰어들지 않았습니다.

그때 필자는 생각했습니다.

"도라에몽의 타임머신이 있으면 좋겠다. 10년 전으로 시간을 되돌릴 수만 있다면……."

이 소원이 금방 이루어지리라고는 생각도 못했습니다.

다음 날 필자는 지도교수께 연락을 받고 연구실로 갔습니다. 그때 '패스팅(Fasting : 단식=초저칼로리에 의한 식이요법)'이라는 타임머신이 나타났습니다.

지도교수의 연구실은 파리 중심 지역에 있었습니다.

필자는 논문 지도 때문에 연구실로 호출된 것이었습니다.

교수님은 라디오나 TV에서 출연 요청이 쇄도할 정도로 인기가 많아서 아주 바빴습니다.

필자는 교수님을 장래가 유망한 젊은 교수라고 생각하고 있었습니다.

필자보다 다섯 살 정도 많은 30대 후반으로 보였기 때문입니다.

그런데 얘기를 하다 보니 좀 이상했습니다.

그래서 물어보니 교수는 56세로, 곧 있으면 정년퇴직할 나이였습니다.

필자는 놀라서 물었습니다.

"쉰여섯이라고요?"

"갑자기 왜 그런 말을?" 교수님은 뜬금없이 왜 그러냐는 표정을 지었습니다.

필자는 충동적으로 이렇게 물었습니다.

"어떻게 하면 교수님처럼 젊음을 유지할 수 있습니까?"

교수님은 싱긋 웃으며 말했습니다.

"정기적으로 패스팅(단식)과 디톡스(해독)를 하고 있어."

이 말을 듣고 뜨끔했습니다. 왜냐면 필자도 단식한 적이 있지만 금방 요요가 왔기 때문입니다. 그리고 디톡스에 대해서는 그다지

믿고 있지 않았습니다.

그런데 눈앞에 있는 교수님은 실제로 젊어 보였기 때문에 일단 믿어 보자고 생각했습니다. "그렇군요. 감사합니다"라고 말하고 연구실을 나왔습니다.

18kg 감량, 프랑스에서 만난 젊어지는 타임머신

집에 돌아가는 길, 파리의 서점에 들러 패스팅 관련 책 코너로 갔습니다.

많은 책이 있었습니다.

당시 프랑스에서는 패스팅(단식)이 엄청나게 유행이어서 관련 책이 아주 많이 있었습니다.

《Le jeûne, une nouvelle thérapie?(패스팅은 새로운 치료법인가?)》라는 책이 영화로 만들어졌을 정도였습니다.

활발한 패스팅 연구에 감탄하면서 일단 몇 권 훑어봤습니다. 그리고 이 문장을 발견했습니다.

"장(腸) 디톡스 허브 블렌딩을 마시면서 패스팅(단식)을 한다. 이것이 내 건강의 비결이다."

패스팅(단식)만 하는 것보다 효과적일지도 모르겠다는 생각이 들었습니다. 필자는 그 길로 약국에 가서 허브를 찾았습니다.

과연 프랑스는 허브의 본고장입니다. 장기(臟器)별로 디톡스 블렌딩 허브가 빼곡하게 진열되어 있었습니다.

- **장(腸) 디톡스 블렌딩 허브**
- **간장(肝臟) 디톡스 블렌딩 허브**
- **신장(腎臟) 디톡스 블렌딩 허브**
- **혈액(血液) 디톡스 블렌딩 허브**

일본에서는 상상할 수 없겠지만 프랑스에서는 일본의 한약재처럼 허브를 판매하고 있습니다. 물론 프랑스의 허브는 긴 역사와 전통을 자랑합니다.

필자는 책에 적혀 있던 대로 장(腸) 디톡스 허브를 사서 돌아왔습니다. 그리고 며칠 동안 장 디톡스를 시작했습니다.

패스팅(단식) 3일째, 필자는 놀랐습니다.

음식물을 먹지 않았기 때문에 장(腸)에는 아무것도 없을 텐데, '왜 이렇게 나오지?'라고 생각될 정도로 많은 양의 '대변'이 나오는 것

입니다.

게다가 석유와 같은 불쾌한 이물질 냄새까지 났습니다.

"이게 도대체 뭐지? 장(腸)에서 나온 건가? 아니면 디톡스 허브에서 유래한 건가?"

이것이 연구자의 마음에 불을 지폈습니다.

필자는 프랑스 국회도서관 지하에 틀어박혀서 약초학 관련 책을 탐독했습니다.

장(腸)만이 아니라 간장(肝臟), 신장(腎臟), 췌장(膵臟), 담낭(膽囊) 등 거의 모든 장기에 대한 '해독 레시피'가 있다는 사실을 알게 되었습니다.

'그래, 장(腸)의 해독(디톡스)이 끝나면 다음은 간장(肝臟) 디톡스를 해보자. 아니, 전부 다 해보자.'

이렇게 해서 필자는 자신의 몸에 직접 실험해 보기로 결심했습니다.

하나하나의 장기(臟器)를 해독해 나갈 때마다 몸은 점점 가벼워

지고 머리도 맑아지며 에너지가 솟아나게 되었습니다.

앞에서 언급했듯이 유학 전에는 일주일에 이틀 정도만 머리가 맑고 죽은 생선의 눈빛을 하고 있었습니다.

그런데 해독(디톡스)을 시작하자, 다른 인생의 문이 활짝 열렸습니다.

'가장 오래된 지혜'와 '최첨단 과학'을 융합한 해독 패스팅(단식)

이 체험을 바탕으로 연구에 연구를 거듭한 결과 필자는 허브를 사용한 '해독 패스팅(단식)'으로 체계화했습니다.

연구하면서 허브와 패스팅의 조합은 역사가 깊은 치료법 중 하나라는 사실을 알게 되었습니다.

허브와 패스팅(단식)의 조합은 의학의 아버지로 유명한 그리스의 히포크라테스(Hippocrates)로부터 로마제국 당시 고대 그리스의 의학자이자 철학자 클라우디오스 갈레노스(Claudios Galenos)에게 계승된 치료법 중 하나입니다.

16세기 의사 파라켈수스(Paracelsus)는 "내과 의사가 하는 일은 환자에게 단식과 약초를 처방하는 것뿐이다"라고 말했습니다.

이 말만 들으면 비과학적이라는 생각이 들 수도 있습니다.

그러나 **당시 문헌을 잘 읽어 보면 의사는 전통 약초학의 방대한 지식에 따라 처방했다는 사실을 알 수 있습니다.**

약초를 사용해서 치료했다고 하면 마녀가 떠오를 것입니다.

큰 냄비에 뭔가 독(毒)이 들어가 있을 법한 재료를 넣고 휘휘 저으며 푹 고는 이미지를 떠올릴 수도 있습니다. 그러나 실제로는 병이 난 사람들이 주로 찾던 민간요법 치료자였습니다.

그리고 독이 들어가 있을 법한 액체는 허브가 잔뜩 들어간 수프였을지도 모릅니다.

다른 한편으로, 단식(패스팅)에도 오래된 역사가 있고, 다양한 효과 효능이 있다고 알려져 있습니다.

이것도 허브와 마찬가지로 근대에 와서 비상식적이라고 얕잡

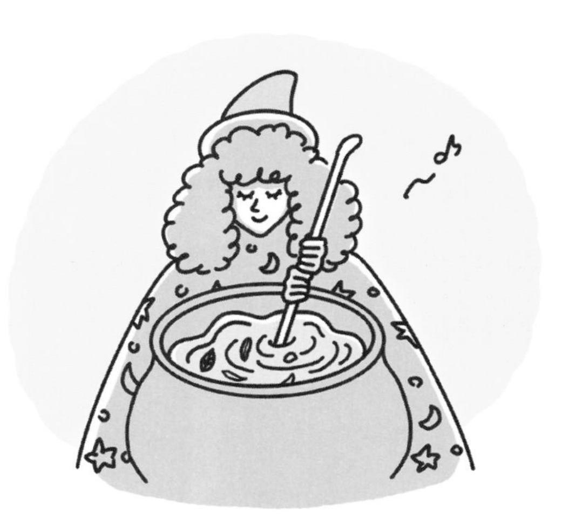

아 왔지만, 분명한 치료법 중 하나였습니다.

최신 연구를 보면 현대 의학으로 낫지 않는다고 방치되던 질환이 단식으로 치유되었다는 사례가 보고되고 있습니다.

독일에서는 '패스팅으로 고칠 수 없는 병은 의사도 고칠 수 없다'는 말이 있을 정도며, 프랑스에서는 '메스를 사용하지 않는 수술'이라고도 부릅니다.

최근 몇십 년간 안전하고 생리적으로도 올바른 패스팅(단식) 기술이 체계화되었습니다.

'해독 패스팅(단식)'은 이 "오래되고 새로운" 기술이 융합되어 완성된 것입니다.

양쪽 모두 현대 의학과는 다른 학문 체계를 가지고 있어 현대 의학의 맹점에 접근할 가능성이 높습니다.

그래서 상상을 초월한 결과가 나온다는 의미에서 해독 패스팅을 '마법(魔法)'이라고 부르기도 합니다.

실제로 허브를 사용해서 패스팅(단식)을 실행한 사람 중에는 그전까지 마물(魔物)이나 귀신이라도 홀리는 피곤한 듯한 얼굴을 하고 있었음에도 불구하고, 단번에 얼굴색이 밝아져, 점점 인생을 바꾸어 가는 사람이 많이 있습니다.

필자 자신도 프랑스에 갈 때까지는 두꺼비 같은 얼굴이었습니다. 그런 필자를 변신시킨 것은 바로 다름 아닌 허브와 패스팅(단식)입니다.

장기(臟器)의 기름때는 물로 깨끗해지지 않는다

해독 패스팅(단식)은 왜 마법 같은 결과를 낼까요?

자세한 메커니즘은 다음 장에서 설명하겠습니다.

지금 단계에서 이미지만 이해해 주셨으면 하는 것이 '장기(臟器)' 자체를 디톡스(해독) 허브를 이용해 철저하게 세척하는 것입니다.

일반적으로 패스팅이라면, 장(腸)의 정상화에 중점을 둡니다.

물론 장(腸)도 '해독(解毒)'이라는 점에서 말하면 중요한 장기(臟器)입니다. 이게 더러워지면 말이 안 됩니다.

그러나 다른 한편으로 인체 해독의 장기로써 '간장(肝臟)', '신장(腎臟)'도 큰 역할을 합니다.

이 두 장기에 독이 쌓여 있다면 아무리 장을 깨끗이 씻어 내도 의미가 없습니다.

일반적으로는 이 장기들은 한 번 훼손되면 회복되지 않고 손을 쓸 수 없다고 생각합니다. 그러나 허브를 올바르게 사용해 핀포인트로 깨끗하게 세척할 수 있습니다.

장기에 쌓인 더러움은 부엌의 기름때를 닮았습니다.

기름때는 물만으로는 청소가 안 됩니다. 하지만 전용 세제를 사용하면 신기하게도 깨끗해집니다.

장기에 허브라는 도구를 사용하는 것은 부엌을 청소할 때 세제를 사용하는 것과 같은 원리입니다.

허브로 장기를 청소하면서 **동시에 패스팅(단식)하는 것이 중요**

허브를 사용해서 찌든 때를 청소한다!

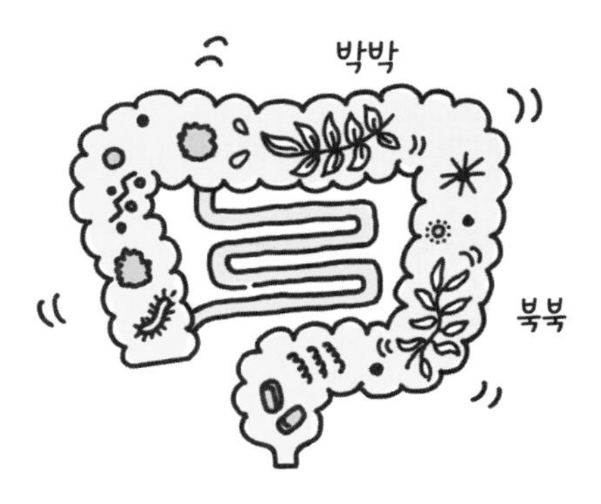

합니다. 부엌 청소를 할 때도 음식을 만들거나 하지 않고 청소에만 집중하니까요.

간장(肝臟)이나 신장(腎臟)은 매일 쉬지 않고 일합니다. 일단 **일을 멈추고 청소 전문업체의 특수한 약제를 사용해 찌든 때를 벗겨내듯 장기(臟器)도 휴식을 취하게 한 후 독을 제거합니다.**

이것이 허브를 사용해 패스팅(단식)하면서 장기에 축적된 독을 제거하는 원리입니다.

얼핏 보면 단순해 보이는데 왜 여태껏 이 방법을 몰랐을까 하는 생각이 들지도 모르겠습니다.

여기에는 이유가 있습니다.

허브는 본래 '약(藥)'입니다.

건강을 위한 허브라고 하면 순한 이미지가 있지만, **효과가 있다고 하면 왠지 몸에 부담을 줄 수 있으므로 사용법에 주의해야 한다는 뜻을 담고 있습니다.**

그래서 장기(臟器)를 디톡스(해독)하려면 순서에 따라 해야 하고 패스팅(단식)도 방법이 있습니다.

"재미있어 보이네. 마음이 동하면 장기(臟器) 디톡스 허브를 사용해서 한번 해보지 뭐"라는 식으로 가볍게 여기면 안 됩니다.

올바른 방법으로 단번에 하지 않으면 효과가 없습니다.

다음 장부터 관련 메커니즘과 방법에 대해 자세히 설명하겠습니다. 처음에 시작할 때는 반드시 내용을 숙지해야 합니다.

제2장

해독을 하면 인생에 무슨 일이 일어날까

'오물신이 나왔어요!'

어느 날 뜬금없는 제목으로 메일이 왔습니다.

무슨 내용인가 싶어 열어 보니 첫머리에 이렇게 적혀 있었습니다.

"오다 선생님의 방법으로 반년 만에 체중이 12kg이나 줄었습니다. 아마도 '그것'이 나온 덕분이 아닐까 싶네요."

보낸 이의 이전 메일과는 너무나 다르게 밝은 내용으로 가득했습니다.

메일을 보낸 메구미 씨는 빵집을 운영하는 분으로, 갱년기로 고생하고 있었습니다.

반년 전 필자는 메구미 씨로부터 아래와 같은 내용의 메일을 받았습니다.

- 머리가 뜨겁고 김이 나는 것 같아요.
- 짜증이 나고 사춘기 아이와 늘 싸워요.

- 오래 자도 피곤하고 잠을 깊이 못 자요.
- 어지럼증이 있고 아침에 일어나는 게 힘들어요.
- 가끔 진땀이 나고 주저앉아 버리면 다시 일어서기가 너무 어려워요.
- 의욕도 없고 우울해요.

그녀는 계속해서 이렇게 썼습니다.

"몸을 리셋(Reset)하고 싶어서 단식원에 가서 3박 4일 동안 단식을 체험도 했어요. 하지만 결과가 그다지 마음에 썩 들지 않았어요. 밥 먹는 것도 조심하고, 할 수 있는 것은 모두 해 봤어요. 갱년기는 정말 뾰족한 수가 없는 걸까요?"

당시 메구미 씨는 반쯤 포기한 상태였지만, 그래도 필자의 방법에서 희망이 엿보여 지푸라기라도 잡는 심정으로 도전해 보았다고 합니다.

그 후 반년이 지났을 무렵 '오물신이 나왔습니다!'라는 메일이 왔습니다.

"제가 놀란 점은 단식(패스팅)을 몇 번 해서 체중이 안정되었는데도 이물질이 자꾸만 나왔어요. 어느 날이었어요. 선생님이 말한 그 숙변(宿便)이 나왔습니다. 선생님이 말씀하셨던 그 '오물신'입니다. 그게 나왔어요."

'오물신'을 아십니까?

스튜디오 지브리의 애니메이션 〈센과 치히로의 행방불명(千と千尋の神隠し)〉에서 오염물과 진흙을 잔뜩 뒤집어쓰고 찾아온 손님입니다.

주인공인 치히로가 이 더러운 손님을 '약초탕(藥草湯)'에서 열심히 씻기자 전신을 뒤덮고 있던 오염물과 진흙이 깨끗이 벗겨지면서 신이 나타납니다.

메구미 씨는 '정말 오물신이 나올 줄은 몰랐다'며 놀라서 메일을 보낸 것입니다.

그녀는 반년 전에 받은 건강검진 수치가 중성지방도 악성 콜레스테롤도 위험 수위였으며, 간(肝) 기능의 수치도 모두 '재검사 필요' 판정을 받았습니다. 그런데 **'오물신'이 나오고 나서는 전혀 다른**

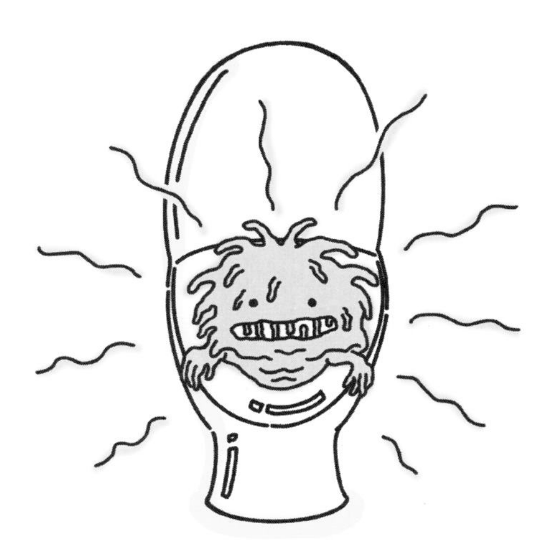

사람이 되었습니다.

재검사 필요 판정을 받은 항목은 모두 '이상 없음' 판정으로 바뀌었습니다. 그리고 메구미 씨가 진료실에 들어가자 의사는 깜짝 놀라며 이렇게 말했다고 합니다.

"세상에, 살이 많이 빠지셨네요!"

의사는 수치가 바뀐 검사지를 두 번, 세 번 다시 보며 또 이렇게 말했다고 합니다.

“정말 대단해요. 어떤 다이어트를 하셨나요?”

나중에 메구미 씨와 만났을 때 당시 얘기를 들었습니다.

“남편한테 ‘드럼통’이라는 말을 들었을 때는 충격을 받긴 했지만, 그렇다고 딱히 다이어트를 할 생각은 없었어요.”

하지만 몸 상태가 너무 안 좋아져서 여러 방법을 시도해 봤지만, 뜻대로 잘 안되었다고 합니다. 결국 나이 탓이라고 치부하고 그냥 이대로 살자고 포기하려던 참이었다고 합니다.

“지금요? 참 좋아요. 아주 상쾌해요! 그리고 너그러워졌어요. 그런 게 몸안에 있었으니 몸이 안 좋았던 것도 어쩌면 당연한 일이겠다 싶어요.”

이 말을 하는 메구미 씨의 표정은 마치 저주가 풀린 듯 환했습니다.

몸속에 숨어 있는 '마물'

이 이야기를 듣고 어떤 생각이 들었습니까?

아마 많은 사람이 '아니, 나한테 이것이 있을까'라고 생각하지 않을까요?

이 마물(魔物)을 봤다는 목격자들의 증언이 필자에게 매일 들어오고 있습니다. 그런데 그중 대부분이 처음엔 자신에게는 그런 게 없다고 부정했던 사람들이었습니다.

"먹는 것도 조심하고 있고, 장(腸) 건강에도 신경 쓰고 있습니다. 나쁜 게 쌓여 있을 리가 없습니다."

그러다가 허브를 사용해서 패스팅(단식)하면 "아무것도 먹지 않았는데, 왜 이렇게 나오지?"라고 놀랄 정도로 대변(大便)이 나옵니다.

그러던 어느 날 예고도 없이 이 '마물'과 대면하게 됩니다.

마물을 본 순간 모든 것을 깨닫게 됩니다.

“이런 것이 몸속에 있었으니, 몸 상태가 좋을 리 없지.”

아마 사람에 따라서는 ‘어렵쇼, 이것도, 모두, 이 녀석이 원인이었구나’라고 외치고 싶을지도 모릅니다.

그 정도로 임팩트가 있는 체감(體感)을 동반합니다.

이 ‘마물’이 몸밖으로 나온 후에는 마치 탁한 선글라스를 벗은 듯 눈이 맑아지고 몸이 가벼워집니다.

우리는 ‘몸속에 독(毒) 따위는 쌓여 있지 않다, 몸도 마음도 자신이 조절하고 있다’고 생각합니다.

그러나 현실은 다릅니다. 몸속에는 독이 쌓였고 부지불식간에 그 독에 몸도 마음도 지배당합니다.

우리가 알아차리지 못하는 사이에 우리 몸속에 몰래 기생해 우리 몸을 지배한 독을 처음으로 인지하게 되는 순간이 바로 ‘마물’이 몸밖으로 나왔을 때입니다.

‘마물이 나왔다’ ‘오물신이 나왔다’고 말해서 이상하게 생각하는 사람도 있겠지만, 이런 말을 쓰는 데는 이유가 있습니다.

다이어트 방법 중 하나로 패스팅(단식)이 주목받게 된 것은 최근의 일입니다.

요가에서는 패스팅(단식)을 '크리야 요가(환생의 행)'라고 부릅니다. 만병을 치유하고 깨달음을 얻을 목적으로 합니다. 마물과 같은 '독(毒)' 덩어리를 몸밖으로 배출하면 완료되었다고 봅니다.

그 외 많은 종교에서는 단식을 통해 자신의 안에 있는 '정신적 마물'을 쫓아내고 새로운 정신적 경지에 이르고자 합니다.

유명한 사례로 예수 그리스도의 '광야의 단식'이 있습니다.

> '그때 예수께서는 성령의 인도로 광야에 나가시어, 악마에게 유혹을 받으셨다. 그분께서는 사십일을 밤낮으로 단식하신 뒤라 시장하셨다.'
> (마태오 제4장)

몇천 년 동안 패스팅(단식)은 육체와 정신을 동시에 정화하는 방법으로 행해져 온 측면이 있습니다.

오물신을 '마물'이라고 명명한 것은 이 전통에 따른 것이었습니다. 수사적 표현이 아닙니다.

해독으로 날아갈 듯 가벼워진다

예수나 부처, 모하메드와 같은 종교 지도자들처럼 40일 이상 단식을 권장하지 않습니다.

필자가 제안하는 것은 한 달에 4일, 최단 3개월로 완전히 다른 사람이 되는 방법입니다.

그러나 다시 태어난다는 점에서 목표는 종교 지도자와 같습니다.

일반적인 다이어트처럼 '체중을 몇 kg 뺀다'를 목표로 삼지 않습니다.

그것은 **약초의 힘을 빌려 마물(魔物)과 같은 독(毒)을 몸에서 빼내는 것이 목표입니다.**

제1장에서 얘기했듯이 많은 사람이 독의 존재를 무시하고 있습니다. 그래서 끊임없이 반복되는 리바운드(요요)의 지옥에서 벗어나지 못하고 있습니다. 매일 체중계와 씨름하고 있습니다.

우리 몸속에 독(毒)이 축적됐고 그로 인해 기생하는 마물(魔

物)의 존재를 말해도 대부분 사람은 믿지 않습니다.

"마물 같은 괴상한 말로 불안을 조장하지 마세요"라며 상대도 해 주지 않습니다.

그러나 필자는 진지합니다. 과장된 표현이 아닙니다.

사람은 나이가 들면 장기(臟器)가 아프게 됩니다. 어떤 장기는 다른 장기보다 부하(負荷)가 심하게 걸려 독소(毒素)가 쌓인 상태입니다.

유전적 요소나 일상적 습관은 사람에 따라 다릅니다.

따라서 언제라고 정확하게 예측할 수는 없지만, 어느 시점에 도달하면 폭발하는 시한폭탄이 장기에 장착된 상태입니다.

그리고 어느 날 폭발해 대장암(大腸癌)이 되거나 간경변(肝硬變)이 되거나 당뇨병이 생기거나 심부전(心不全)이 일어나거나 뇌졸중(腦卒中)이 발현하기도 합니다.

우리 몸속에는 다른 장기보다도 독소가 많이 쌓인, 이른바 '마물의 소굴' 또는 '시한폭탄'이라고 말할 수 있는 장기가 있습니다.

몸에 기생하는 마물을 허브라는 강력한 기능성 물질의 힘을 빌려 씻어 냅니다. 이것이 해독 패스팅(Fasting : 단식=초저칼로리에 의한 식이요법)의 목적입니다.

단기간에 만병이라고 불리는 것이 치유되고, 귀신을 퇴마한 것처럼 상쾌하거나, 깨달음을 얻는 듯한 감각을 손에 넣는 등 마법 같은 일이 일어나는 기적의 지팡이라고 할 수 있습니다.

그러나 마물이라는 이름에서 짐작할 수 있겠지만, 하루이틀 만으로 완전히 밖으로 내보내지는 못합니다. 좋아하는 허브를 원하는 순서대로 사용해 패스팅(단식)을 하면 마물이 밖으로 나오지 않습니다.

전신의 독을 빼려면 정해진 순서로 올바르게 실시해야 합니다.

그리고 올바른 절차로 행하지 않으면 마물과 대면할 수 없습니다.

대면한다고 해도 독으로 인해 대미지(손해)를 입어 힘들어지므로 신중해야 합니다.

마물을 모두 나오면 **두 번 다시 요요현상이 일어나지 않습니다.** 완전히 다른 사람이 되어 있습니다.

지금까지 무거운 덤벨을 메고 다녔었나 하는 생각이 들 정도로

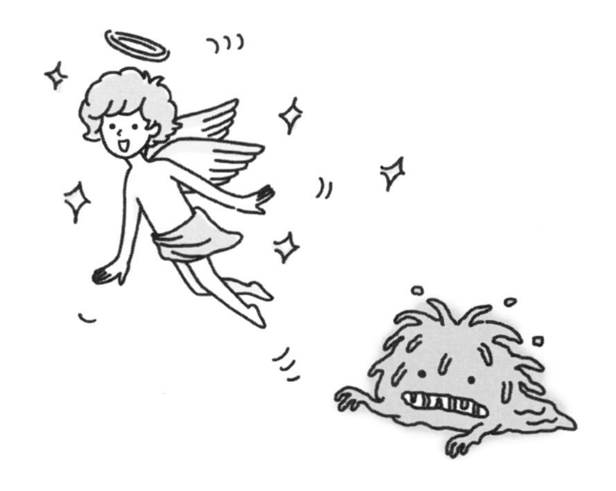

몸이 가벼워져 '두 번 다시 이전 상태로 돌아가고 싶지 않다'는 생각이 듭니다.

지배되어 있던 '마물(魔物)'에서 해방되어 **몸도 마음도 가벼워지고 다시 태어났다는 것을 진심으로 실감**하게 됩니다.

'숙변'은 있다? 없다?

그런데 마물은 도대체 무엇일까요?

진짜로 존재하는 것일까요?

일단 이 점부터 확실히 해 두겠습니다.

여러분이 패스팅(Fasting : 단식=초저칼로리에 의한 식이요법)을 한 번이라도 해본 적이 있다면 틀림없이 이런 이야기를 들은 적이 있을 것입니다.

"패스팅으로 숙변을 배출해서 장(腸)을 건강하게 만들자!"

이 '숙변(宿便)'이 바로 우리가 지금까지 '마물(魔物)', '오물신'이라고 부르는 것입니다.

패스팅(단식)의 세계에서는 예전부터 '숙변'을 배설하면, 만병이 치유된다는 말이 있습니다.

필자도 해독(解毒 : 디톡스) 패스팅(단식)으로 숙변이 나온 후 다음과 같은 일이 일어났다는 체험담을 여러 번 들었습니다.

- **오랫동안 당뇨병 예비군이었는데 싹 나았다.**
- **갑상선기능항진증으로 수술을 받아야 했는데 나았다.**
- **오랫동안 고생하던 류머티즘성 관절염이 나았다.**

확실히, 만병통치라고 단언하는 사람이 있는 것도 '그렇구나'라고 생각할 정도로 숙변이라는 것을 낸 후의 몸의 변화는 절대적입니다. 하지만 극단적인 이야기라서 찬반양론이 존재합니다.

'숙변은 있다'파와 '숙변은 없다'파의 논쟁은 옛날부터 있었습니다.

전자 '숙변은 있다'파의 주장은 이렇습니다.

'현대인은 과식하기 때문에 장(腸)에 음식이 항상 가득 차 있다. 장에 쓰레기 가스가 꽉 차 있다. 장(腸)의 더러움은 만병의 원인이다. 그래서 이것을 제거하면 만병이 치유된다.'

그런데 '숙변은 없다'파는 이렇게 반론합니다.

'숙변은 존재하지 않는다. 대장 내시경으로 봐도 아무것도 없다. 장(腸)이 깨끗해지면 병이 치유된다는 말은 어불성설이다.'

실제로는 어떨까요?

결론부터 말하면 '숙변'은 존재합니다.

그러나 '숙변은 장에 가득 찬 가스'라는 설은 틀립니다.

숙변이 '장(腸)'에서 유래한 것이라는 가설, 이것이야말로 '논쟁(論爭)'을 미궁에 빠뜨리고 있는 진정한 원인이라고 생각합니다.

사실 며칠 동안 아무것도 먹지 않아도 '대변 비슷한 것'이 나옵니다.

사람에 따라서는 이상한 냄새가 나기도 하고 그렇지 않기도 합니다. 단 통상적인 대변과는 다른 무언가가 나온다는 것은 관찰로 알 수 있습니다.

하지만 여기서 나오는 '숙변'이라는 이름이 붙은 존재는 장(腸)과는 다른 데서 유래했습니다.

그렇게 가정하지 않으면 설명이 되지 않는 경우가 많습니다.

건강 상태가 나쁨의 범인은 '장(腸)에 붙어 있는 쓰레기'가 아니다

'진범은 따로 있다'

이 사실을 깨달은 것은 프랑스에서 허브를 사용해 패스팅(단식)을 하고 있을 때의 일입니다.

필자는 먼저 장(腸) 세척 허브를 사서 패스팅을 시작했습니다.

며칠 지나자 숙변 같은 것이 나왔습니다.

왜 통상적인 대변과는 전혀 다른 것이 나올까? 그래서 이렇게 생각해 봤습니다.

'장(腸)은 대장(大腸)과 소장(小腸) 합쳐서 8미터 정도 되니까, 중간중간에 쓰레기가 꽤 많이 쌓여 있을 거야. 그게 숙변으로 나오는 거야.'

하지만, 1개월 후 간장(肝臟)을 정화하는 허브를 사용했더니, 이상한 일이 일어났습니다.

마찬가지로, 대량의 대변이 나왔습니다.

그런데 지난번과는 색이나 모양이 약간 달랐습니다.

게다가 그다음에 신장(腎臟) 디톡스 허브 때도 비슷한 일이 일어났습니다. 숙변인 것 같기는 하지만 지난번과는 조금 다른 것이 나옵니다.

사실만 본다면, '숙변(宿便)'이라고 불리는 것은 장(腸)에서 나온 것만은 아닌 것 같습니다.

'각각의 장기(臟器)에서 유래(由來)하는 다른 쓰레기가 아닌가?' 라고 생각하지 않으면, 이해되지 않습니다.

그렇다면 이 숙변이라는 존재는 무엇일까요?

불필요해진 세포 덩어리가 아닐까 추정합니다.

사람의 세포는 일상 환경에서 독을 섭취하면 유전자가 손상되어 **'세포노화(細胞老化)'**로 변합니다. 다른 말로 **'좀비세포(Zombie細胞)'**라고 합니다.

이 세포는 염증 단백질이나 활성산소를 배출합니다.

주변 환경을 악화시키고 손상을 주어 증식하기 때문에 '좀비'

라고 알려져 있는 것입니다.

패스팅(단식)을 하면, 체내의 낡은 세포를 재활용하는 메커니즘이 작동한다고 알려져 있습니다.

이것을 오토파지(Autophagy)라고 합니다.

영국의 세포생물학자인 크리스티앙 드 뒤브(Christian René de Duve)는 세포가 자신의 낡은 세포를 죽여서 분해하는 현상을 발견했습니다.

세포가 자기 자신을 먹는 것처럼 보여서 그리스어로 '오토=자기 자신' '파지=먹는다'라고 이름을 붙였습니다.

일본에서 단식(패스팅) 임상 연구의 1인자인 쓰루미 다카후미(鶴見隆史) 의사는 '숙변(宿便)'에 대해서 이렇게 말합니다.

"단식을 하면 이른바 '세포변비(細胞便秘)'(독소세포=지방세포, 중금속, 경금속, 당화물, 기타)가 세포자멸사(Apoptosis)로 인해 붕괴물이 되어 배설됩니다. 이것이 숙변입니다."

※쓰루미 다카후미《오토파지로 세포부터 정화되는 3days 단식》효겐샤(評言社)

즉 숙변이란, 장(腸)만이 아니라 간장(肝臟)이나 신장(腎臟) 등 각각 장기(臟器)의 '노화세포가 배출된 것'이라고 생각할 수 있습니다.

장기(臟器)의 '세포노화(細胞老化)' 덩어리, 이것이 바로 '숙변(宿便)'입니다.

착한 허브의 독이 세포를 재생한다

지금까지의 이야기에서 해독 패스팅(Fasting : 단식=초저칼로리에 의한 식이요법)으로 배출되는 마물 '숙변'의 정체에 대해서 알아보았습니다.

그런데 왜 하필 허브를 사용해야 할까요?
이 점에 대해서 알아봅시다.

허브를 사용하지 않으면, 중요한 세 장기의 '숙변'이 좀처럼 나오지 않습니다. 아니, **나오기는 하지만 시간이 너무 많이 걸립니다.** 앞에서 언급한 종교인처럼 40일 정도 시간이 걸리기도 합니다.
그런데 허브를 사용하면 4일간×3개월, 총 12일이면 숙변이 나옵니다.

그러면 해독(解毒 : 디톡스)할 때 허브는 어떤 역할을 할까요?

결론부터 말하면 '축적된 독'을 씻어 내는 '치유의 독'으로 작용합니다.

'허브는 독이다'라고 하면 놀라는 사람도 있을 것입니다.

그러나 우리는 일상생활에서도 식물의 독을 잘 활용하며 생활하고 있습니다.

허브티(Herb-tea)라고 하면 멋스러운 이미지가 떠오르지만, 쓴맛을 느끼는 사람도 많을 것입니다.

이 쓴맛은 식물이 외부의 적으로부터 자신을 보호하기 위해 만들어 내는 것으로 '알칼로이드(Alkaloid)'라고 합니다. 식물이 만들어 내는 화학 물질 '파이토케미컬(Phytochemical)'의 일종입니다.

'커피'나 '녹차'에도 들어 있습니다. 뇌를 각성시키고 항산화 작용을 하는 등 인체에 유용한 역할을 합니다.

단, **독(毒)의 일종이므로 대량으로 섭취하면 몸에 부담을 주기도 합니다.** 이 점에 대해 잘 아는 사람도 많을 것입니다.

예를 들어 간장(肝臟)이 기능 부전을 일으켰을 때 간장에 작용하는 허브 '밀크시슬(Milk thistle, 학명 Silybum marianum)'

성분은 독과 같은 자극을 줍니다.

이렇게 함으로써 간세포(肝細胞)의 '파괴'와 '재생'을 시킵니다.

다시 말해 앞에서 언급한 오토파지를 가속한다는 의미입니다.

'멍~'하게 졸고 있는 간장의 따귀를 한 대 때려서 깨운다고 생각하면 이해가 빠를 것입니다.

그러면 간장은 '정신이 번쩍 들어 이러고 있을 때'가 아니라고 각성하고 정상 기능으로 돌아옵니다.

약해져서 기능 저하를 일으키는 세포가 다시 정신 차리고 일할 수 있도록 생명력을 쏟아붓습니다.

'허브는 천연 식물이라서 허브티는 몸에 좋다'고 생각하는 사람에게는 깜짝 놀랄 만한 이야기일 수도 있습니다.

허브는 아주 조심스럽게 취급해야 합니다.

이 **천연 독(毒)이 세포에서 정상적이지 않은 독을 배출시키는 자극제**가 됩니다.

해독 패스팅(단식=초저칼로리에 의한 식이요법)은 허브의 이러한 특성을 활용해 각각 장기(臟器)가 스스로 재생하는 오토파지 상태를 더욱 빠르게 진행하도록 돕습니다.

평균 4일 후 지독한 냄새를 풍기는 '그것'이 나오는 이유

그러면 다음으로 해독 패스팅을 하면, 왜 숙변이 나오는지를 알아봅시다.

개인에 따라 다르지만, 일반적으로 패스팅(단식)을 하면 1주일에서 10일 정도 지나야 '숙변'이 나옵니다.

그런데 허브를 사용해서 패스팅(단식)하면 최단 3일, 평균 4일 후 화학 물질 냄새를 풍기며 뭔가가 몸밖으로 배출됩니다.

모든 장기(臟器)는 동일한 메커니즘이지만, 여기에서는 장(腸)을 예로 들어 설명하겠습니다.

장(腸)은 참 다양한 일을 합니다.

장의 대표적인 기능이라고 할 수 있는 소화·흡수만이 아니라 면역 기능의 약 70%를 장이 보유하고 있습니다. 세로토닌(Serotonin) 등 정신 활동을 관장하는 호르몬을 장내 세균과 함께 생성하고 있습니다.

물론 365일 24시간 계속 일하고 있습니다. 대량의 음식물이 쉴 새 없이 운반되어 오고 청소할 겨를도 없는 상태가 계속됩니다.

가끔은 휴식도 취하고 청소도 해야 합니다.

하지만, 사람은 장에게 그런 시간을 주지 않습니다.

식사, 세탁, 육아로 눈코 뜰 새 없이 바쁜 엄마와 비교해 봅시다.

어느 날 저녁, 사건은 발생합니다.

초등학생인 아들이 카펫에 껌을 붙이고 말았습니다. 자국을 남기지 않고 깨끗하게 떼어 내려면 시간이 꽤 걸릴 것 같습니다.

그런데 엄마는 평소보다 일이 많아 피곤합니다.

다른 때라면 껌을 떼고 청소도 했겠지만, '피곤해. 오늘은 그냥 자고 내일 일어나서 청소하자'라며 그냥 내버려뒀습니다.

가끔은 이런 날도 있어야겠죠. 가족들 아무도 뭐라 하지 않습니다.

참극은 이렇게 시작됩니다.

아침에 일어나서 카펫의 껌을 보니 누군가가 껌을 밟았는지 카펫에 완전히 붙어 버려서 아주 골치 아프게 되었습니다.

이렇게 꽉 붙어 버린 껌(독)을 어떻게 뗄까요?

시간은 좀 많이 걸리겠지만 물로 청소하면 깨끗해질 수도 있습니다. 하지만 시간이 없습니다.

이럴 때는 '전용 세제'와 기술을 가진 전문가에게 의뢰하는 것이 가장 좋습니다. 독이라면 패스팅(단식)과 허브가 등장할 시점입니다.

그렇게 하면 그냥 물로 청소하는 것보다 훨씬 빠르고 딱 붙어버린 껌 덩어리와 같은 물체가 석유 냄새를 풍기며 나옵니다.

그러면 이 석유 냄새를 풍기는 물체는 무엇일까요?

우리는 매일 석유(石油) 유래(由來) 독(毒)을 대량으로 섭취하고 있습니다. 패스트푸드, 달콤한 간식 등을 필두로 약이나 첨가물 등 석유 유래 식품을 다양하게 섭취하고 있습니다.

해독 패스팅(Fasting : 단식=초저칼로리에 의한 식이요법)을 하면 나오는 오물신의 정체입니다.

3개 장기를 4일간 세척하면 인생이 바뀐다

장(腸)만이 아니라 간장(肝臟), 신장(腎臟)에 잘 듣는 허브로 해독을 하면 어떻게 될까요?

제2장 첫머리에서 얘기한 메구미 씨의 사례를 떠올려 보세요.

그녀의 각 장기(臟器)를 타깃으로 한 허브를 사용하는 패스팅(단식)으로 '위험' 진단을 받은 수치를 극적으로 낮췄습니다.

각 장기를 세척하는 허브를 사용함으로써 위험 수준까지 올라갔던 수치를 '이상 없음'까지 되돌린 것입니다.

세상에는 안티에이징 건강식품이나 안티에이징 요법이 참 많습니다. 그런 건강식품을 아무리 섭취해도 효과를 볼 수 없었는데, 장(腸)이나 간장(肝臟), 신장(腎臟)의 기름때를 제거했더니 단번에 젊어졌습니다.

어느 시점에 다다르면 독(毒)이 가장 많이 쌓인 부분이 씻겨

나갑니다.

독이 많이 쌓인 곳은 여러분이 매일 혹사하는 부분입니다.

이 부분을 청소하면 전신의 순환을 막던 '막힘'을 뚫습니다. 바로 인생을 극적으로 바꾸는 스위치를 누르는 순간입니다.

단, 절대로 방법이 틀리면 안 됩니다.

앞에서 필자는 청소 전문가를 고용하라고 했습니다.

아무리 전문가라고 해도 매일 집에 와서 청소를 계속하면 오히려 생활에 지장을 초래하고 스트레스가 됩니다.

어느 정도 청소가 끝나면 일단 중단해야 합니다.

필자가 이러한 개념을 프랑스의 '허브약국(Herboristerie)'에서 처음 접했습니다.

프랑스에서는 몸이 안 좋으면 허브 약초점에 가서 식물 요법사에게 상담을 받고 허브 블렌딩 처방을 받습니다.

일본에서는 한방(漢方) 전문가에게 처방을 받는 경우가 있는데, 이와 비슷하다고 보면 됩니다.

허브 약초점은 처음이라 사실 문을 열고 들어가기까지 꽤 용기가 필요했습니다.

허브 약초점은 마치 마녀의 집 같았습니다.

놀랄 정도로 다양한 약초가 병에 넣어져 빼곡히 진열되어 있었습니다. 둘러보느라 현기증이 날 정도였습니다.

우물쭈물하며 여성 식물 요법사에게 말을 걸자, "어떤 고민이신가요?" 하고 질문이 돌아왔습니다. 필자는 "이유는 모르겠는데 항상 피곤해요"라고 대답했습니다.

그러자 앉아 보라고 하더니 잠시 이야기를 나눴습니다. 그리고 이렇게 말하며 허브 블렌딩을 처방해 줬습니다.

"손님은 간장(肝臟)이 쉽게 부담을 느끼는 타입인 것 같아요. 이 블렌딩으로 처방해 드릴께요. 단 오래 사용하시면 안 돼요. 약은 독이니까요."

'약(藥)은 독(毒)'이라는 말과 그 말을 하는 식물 요법사의 엄격한 표정을 지금도 잊지 않고 있습니다.

허브를 사용할 땐 무턱대고 사용하지 마세요.

그리고 패스팅(단식)은 올바른 방법으로, 기간을 꼭 지켜서 해야 합니다. 이 점에 주의하세요.

해독 패스팅(Fasting) 중에는 공복(空腹) 금지!

지금까지의 이야기를 통해 허브와 패스팅(단식)의 조합이 강력한 것이므로 주의를 할 필요가 있다는 것은 아실 것이라고 생각합니다.

그런데 여기서 이런 의문이 나오지 않을까요?

"4일간, 공복을 견딜 수 있을까요?"

패스팅을 경험한 적이 없는 사람이라면 하루 종일 아무것도 안 먹는다면 '광기로 점철된 하루'가 되는 게 아니냐고 걱정부터 앞설 것입니다.

그러나 해독 패스팅에는 이런 전제가 붙어 있습니다.

'공복 상태는 금지. 배가 고프면 하는 방법이 잘못된 것입니다.'

필자는 입이 닳도록 말합니다. 패스팅 중에는 '배도 마음도 충만한 상태를 유지'하라고요.

이렇게 말하면, **"마음을 충만하게 유지한다는 건 알겠습니다. 그런데 배가 고프지 않으면 해독(解毒 : 디톡스) 효과가 없지 않을까요?"**라고 염려합니다.

왜 이런 걱정을 할까요? 일반적인 단식과 비교하면 상당히 비상식적이기 때문입니다.

패스팅(단식=초저칼로리에 의한 식이요법)을 해본 사람이나 잘 아는 사람이라면 이런 말을 한 번쯤은 들어본 적이 있을 것입니다.

'공복을 참으면 안티에이징 유전자가 활성화한다.'

패스팅(단식)이 안티에이징 현상을 일으키는 것은 오토파지 때문입니다.

육체를 극한의 상태로 몰아붙이지 않아도 오토파지는 충분히 발동합니다. 왜냐면 오토파지는 세포를 재생시키기 위해 자연스럽게 일어나는 생체 현상이기 때문입니다.

예를 들어 자고 있을 때도 오토파지는 일어납니다.

그래서 오토파지를 발동시키기 위해 배가 고파 죽을 것 같을 때까지 굶을 필요는 전혀 없습니다.

옛날에 토끼뜀이라는 운동이 있었습니다.

이것은 무릎에 너무 많은 부담을 주는 것으로 현재는 권장되지 않으며, 거의 행해지고 있지 않습니다.

공복과 오토파지의 관계는 이와 비슷한 부분이 있습니다.

'패스팅(단식)의 효과는 공복의 괴로움을 견디고 극복한 사람에게만 부여되는 과실이다'라는 금욕적인 생각으로 인해 '물만 마시는 단식'을 하다가 위험한 지경에 이르기도 합니다.

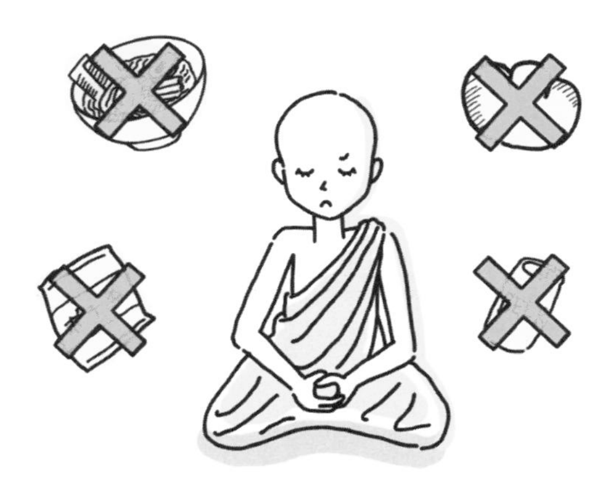

단식은 결코 **'종교 수행'**이 아니다

해독 패스팅은 단기간에 승부를 내는 다이어트가 아닙니다.

3개월간 실시하는 안티에이징 프로그램입니다.

괴로운 추억이 남는 것이 아니라 즐겁고 맛있어서 계속할 수밖에 없습니다.

목적은 어디까지나 몸에 축적된 독(毒)이라는 마물(魔物)을 끄집어내는 것입니다. '기아감(饑餓感=죽을 정도의 배고픔)'이라는 다른 적과 싸울 필요는 없습니다.

‘배 속의 벌레 소리’를 무시하지 말자

일반적인 단식에서는 ‘배에서 꼬르륵 소리가 날 때까지 참으십시오’라고 조언합니다.

그리고 이 신음 소리와 같은 ‘꼬르륵’ 소리를 이렇게 설명합니다.

‘칼로리(당질) 부족으로 죽을지도 몰라’라고.

그러나 필자에게는 이 ‘꼬르륵’ 소리가 다르게 들립니다.

“오토파지 모드로 전환됩니다. 필요한 영양을 주세요.”

이상하다고 생각하는 사람도 있을 것입니다.

오토파지란 세포가 ‘영양 부족’을 느껴 오래된 세포를 파괴해 영양을 꺼내는 것이라고 알려져 있기 때문입니다.

그렇습니다. 하지만 열량 부족을 해소하기 위해서만 오토파지를 하는 것은 아닙니다.

넓은 의미에서 보면 오토파지란 ‘세포가 낡아서 쓸모없게 된 단백질 등을 파괴해서 재생하는 활동’입니다.

오토파지가 단지 열량을 얻기 위해서 일어나는 작용이 아니라는 점을 알아 두세요.

하루에 성인 남성이 섭취해야 하는 단백질의 양은 어느 정도인지 알고 계십니까? 답은 60g 정도입니다.

그렇다면 인간은 하루에 어느 정도의 단백질을 직접 만들고 있을까요? 답은 240g입니다.

따라서 인간은 상당한 양의 단백질을 오토파지로 이미 만들고 있습니다.

간과되기 쉽지만, **오토파지를 할 때도 산소나 미네랄 등의 영양소가 필요합니다.**

'무(無)'에서 '유(有)'를 창조할 수는 없습니다.

하물며 해독 단식은 독을 배출해서 세포를 재생하는 작업을 연속적으로 하므로 복수의 미세한 미네랄이 필요합니다.

이 미네랄이 부족하면 오토파지 기능이 충분히 작용하지 않습니다.

만약 몸이 내는 도움 요청을 외면하면 어떻게 될까요?

이런 생체 반응이 일어납니다.

- 현기증이 난다.
- 이유를 알 수 없는 두통에 시달린다.
- 활기가 사라진다.

이러한 현상을 독이 나와서 좋은 방향으로 가고 있다고 해석하며 '호전 반응(好轉反應)'이라고 주장하는 사람도 있지만 아닙니다. 틀렸습니다.

몸이 내는 메시지를 제대로 이해해야 합니다.

지금부터 이야기할 영양소를 올바르게 섭취하면 신기하게도 '배 속의 벌레 소리'가 멈춥니다.

예를 들어 고속도로를 달리고 있는데, 갑자기 도로 한가운데에서 연료가 떨어지면 사고 발생 위험이 큽니다. 때를 봐서 적당히 연료를 보충하면서 고속도로를 달려야 합니다.

허브라는 천연 독을 사용해서 축적된 독을 파괴하는 '해독(디톡스)'은 몸에 부담을 줍니다.

그래서 디톡스의 연료가 되는 영양소가 몸 구석구석까지 골고

루 펴져 있어야 합니다.

지금까지 해독의 기본 이론에 관해 설명했습니다.

다음 장부터는 허브를 사용한 해독(디독스) 패스팅(Fasting : 단식=초저칼로리에 의한 식이요법)의 구체적인 방법에 관해서 이야기하겠습니다.

제3장

공복감을 모르는 프랑스식 단식

안티에이징 미녀가 많은 프랑스식 패스팅 레시피

"이 사람은 도대체 몇 살이지?!"

프랑스에 있으면 이런 말이 절로 나오는 사람을 자주 만나게 됩니다. 이른바 '안티에이징 미녀'입니다.

철학 연구로 프랑스 유학을 온 필자는 일본에 없는 패스팅(Fasting : 단식=초저칼로리에 의한 식이요법)을 만났고 푹 빠지게 되었습니다.

당시 필자는 뚱뚱했습니다. 건강을 돌보지 않는 생활로 인해 늘 만성 피로에 시달렸습니다. 머리가 멍하고 몸 곳곳에서 비명을 질렀습니다.

그래서 다이어트를 하지 않으면, 안 된다고 생각했습니다. 패스팅을 해볼 생각도 했습니다.

하지만 '마음속 깊은 곳에서 배고픔은 너무 싫다'며 아우성쳤습니다. 먹는 것을 좋아하는 필자는 단 한 발도 내딛지 못하고 주저하고 있었습니다.

그때 프랑스 서점에서 들렀다가 우연히 프랑스의 여성이 집필한 패스팅 관련 책을 만났습니다.

집에서 맛있어 보이는 생과일주스와 허브티를 마시고 요가와 명상을 하는 파리지앵의 라이프 스타일에 관한 내용이었습니다.

서점에서 책을 넘기다가 일본에 있을 때는 상상도 못했던 레시피가 적혀 있어서 깜짝 놀랐던 기억이 지금도 생생합니다.

"맛있겠다. 해보고 싶다."

저도 모르게 혼잣말로 중얼거렸습니다.

눈앞에 펼쳐진 패스팅 레시피가 너무 맛있어 보여 한눈에 끌렸습니다.

그전까지 패스팅(단식)이라고 하면 시판 '효소 음료'를 구입해 쓴맛을 참아 가며 먹는 것으로 생각했기 때문에 사실 책의 레시피를 봤을 때 충격을 받았습니다.

프랑스의 여성 뇌과학자 소피 로렌과 의사 이블린 브루드와가 공동 집필한 《Le grand livre du jeûne(패스팅 대사전)》이라는 책이 있습니다.

이 책에서는 다음과 같은 레시피를 소개하고 있습니다.

- **모로코식 타진 수프**
- **프로방스식 소뼈 수프**
- **오리엔탈 스파이스 토마토 수프**
- **일본식 된장국**
- **그리스식 새우 수프**

필자는 레시피를 보자마자 "이거라면 할 수 있을 것 같아"라는 생각이 들어 바로 행동에 옮겼습니다.

그러자 신기하게도 3일도 지나지 않아 머리가 맑아졌습니다. 필자가 프랑스식 패스팅에 푹 빠져 버린 순간이었습니다.

그리고 반년 후 일본인을 위한 프랑스어학원을 설립했으며, 3년 후 귀국할 때는 파리 마라톤을 3번이나 완주했을 정도로 건강한 몸이 되어 있었습니다.

맛과 자유로 가득한 프랑스식 패스팅 레시피와의 만남으로 필자의 인생이 크게 바뀌었습니다.

해독 패스팅(단식=초저칼로리에 의한 식이요법)에서 허브는 중요한 역할을 합니다.

그러나 레시피가 없으면 안 됩니다.

왜 그런지 그 비밀을 지금부터 알려드리겠습니다.

'기아감'보다도 '만복감'이 중요한 이유

일반적인 단식의 경우 매일 동일한 효소 음료를 꾹 참으면서 계속 마십니다.

'종교 수행 같지만, 다이어트니까 어쩔 수 없다.'

이렇게 예전의 필자처럼 고통을 감수하는 것이 단식이라고 생각하는 사람이 많습니다.

제2장에서 설명했듯이 '패스팅(단식)은 정신 수행이다'는 이미지로 인한 결과입니다.

사실 **'만복감'을 느끼고 즐기면서 하는 단식이 고통스러운 표정을 지으며 '기아감(饑餓感)'을 견디는 단식보다 훨씬 쉽고 단기간에 결과를 낼 수 있습니다.**

이런 장면을 상상해 보세요.

주변 사람들은 맛있는 요리를 먹고 있는데, 고통스러워하며 그 시간을 참는다면 기분이 어떨까요?

식욕을 억지로 참으면서 단식을 하면 단식이 끝난 후에 어떤 일이 벌어질까요?

'패스팅(단식)이 끝나면 케이크를 먹자, 초콜릿도 먹어야지. 라면도 꼭 먹을 거야.'

이런 상상의 나래를 펼치고 있을 겁니다.

패스팅(단식) 후에 어떤 일이 벌어졌는지 말하지 않아도 다들 짐작하고 있을 것입니다.

패스팅(단식) 직후는 아니더라도 패스팅(단식) 동안 상상의 나래를 펼치던 그 일을 실현하기 위해 마구 먹을 것이고 결국 요요 현상이 올 것입니다.

이러한 행동을 근성이 없어서 그렇다고 치부해서는 안 됩니다.

참는 것은 심리적으로 부담이 되는 행위라서 사람은 어떤 방법으로든 그 부담을 해소하려고 합니다.

패스팅(단식)이 고통스러울수록 끝난 후에는 쾌락을 원하게 되고 결과적으로 패스팅(단식) 효과를 모두 지워 버립니다.

사실 많은 사람이 요요현상으로 인한 비극을 반복적으로 경험하고 있습니다.

그런데 **만약 패스팅(단식) 중에 매일 밤 맛있는 식사를 할 수 있다면 어떨까요?**

필자가 얼마 전에 했던 4일간의 해독(디톡스) 때 먹었던 저녁 수프 메뉴는 다음과 같습니다.

- **1일째 : 돈지루(돼지고기, 채소, 두부 등을 넣어서 일본 된장으로 맛을 낸 국)**
- **2일째 : 대왕새우가 들어간 비스크 수프**
- **3일째 : 도미 맑은탕**
- **4일째 : 치킨스톡으로 맛을 낸 된장국**

'아니, 메뉴가 왜 이렇게 먹음직스러운 거야! 말도 안 돼!'라고 생각하는 사람도 있을 것입니다.

물론 필자와 같은 패스팅 상급자의 메뉴지만 어떻습니까?

이렇게 맛있는 수프를 먹으면 "아, 맛있다!"라는 말이 절로 나올 것 같지 않나요?

그리고 4일간의 저녁 식사가 즐거울 것 같지 않나요?

해독 패스팅(단식=초저칼로리에 의한 식이요법)을 경험하면 4일간이 고통스러운 나날이 아니라 설렘의 나날로 변합니다. 끝나고 나면 '다음에는 언제 할까'라고 도리어 기다리게 됩니다.

패스팅 중에는 '1일 3식'을 만들자

'배가 고프면 전쟁에서 이길 수 없다'라는 말이 있듯이 올바른 해독(디톡스)을 하려면 적절한 영양이 필요합니다.

가공된 효소 음료를 마시면 기분은 그럴싸하겠지만, 영양 부족 상태에 빠집니다. 또 참을성과 인내는 위험한 사고로 이어질 수 있습니다.

실제로 '효소 음료'를 마시며 하는 패스팅은 길어 봤자 3일밖에 못합니다.

해독 패스팅에서 권장하는 기간은 4일인데, 그럼 어떻게 극복할 수 있을까요?

그것은 1일 3식을 제대로 만들어 섭취하는 것입니다.

"네? 패스팅(단식) 중에 그런 건 무리입니다"라고 생각하는 사람도 있겠지만, 충분히 가능합니다.

포인트는 오토파지 모드로의 전환이므로 충분히 가능한 일입니다.

그러나 **고형물을 먹으면 소화·흡수 스위치가 켜져서 모드 전환이 중단되어 버리기 때문에 반드시 '액체'를 섭취합니다.**

탄수화물이나 단백질을 뺀 액체를 섭취하면 괜찮습니다. 굳이 일상생활을 바꿀 필요도 없습니다.

"저는 가족을 위해 요리를 해야 해서 패스팅(단식)은 절대로 불가능해요"라는 사람도 있습니다.

해독 패스팅이라면 가능합니다. 오히려 가족을 위해 요리를 만드는 사람이 훨씬 유리합니다.

가령 가족의 저녁 식사로 돈지루(된장국)를 만들었다고 합시다.

패스팅 때는 돈지루(된장국) 속에 있는 당근, 무, 돼지고기 등 고형물은 먹지 않고 국물만 마십니다.

맛있게 국물을 마시는 자신을 상상해 보세요.

신기하게도 돈지루(된장국)의 국물에 들어 있는 영양소와 맛국물만으로 만복감을 느낄 수 있습니다.

이제부터 구체적으로는 설명하는 3가지 영양소를 의식적으로 섭취하는 것이 관건입니다.

그러면 기아감에 고통스러워하지 않고 몸이 자연스럽게 오토파지 모드로 전환됩니다.

《자가포식》(제임스 클레멘트, 원제: THE SWITCH)이라는 오토파지 연구에 관한 내용의 세계적 베스트셀러가 있습니다. 이 책에 따르면 오토파지의 스위치를 켤 때 도움을 주는 영양소로 다음의 2가지 영양소를 꼽고 있습니다.

- **양질의 지질**
- **식이섬유**

필자는 여기에 다음의 영양소를 추가합니다.

- **폴리페놀(파이토케미컬)**

이 3가지 영양소를 적극적으로 섭취함으로써 원활한 해독 패스팅의 시간을 보낼 수 있게 된다는 것을 소개해 드립니다.

각각의 영양소가 '독을 배출한다'는 의미와 독을 배출하면서

'평소와 같은 일상생활을 보낸다'라는 두 가지 의미에서 효과적으로 작용합니다.

한번 시도해 보면 몸이 점점 가벼워지는 신기한 감각을 느끼게 될 것입니다.

해독 중에는 '당질'이 아니라 '지질'을 섭취하자

'양질의 지질(脂質)'은 해독 패스팅(단식)할 때 **'해독(디톡스)'와 '에너지원'**이라는 중요한 두 가지 역할을 합니다.

이렇게 하면 '에너지원은 이해가 가는데, 해독(디톡스)과는 무슨 상관이 있을까'라고 의문이 생길 것입니다.

'지질은 몸에 좋지 않은데, 왜 일부러 넣는 것입니까'라고 의문으로 생각하는 사람도 있을지도 모릅니다.

그렇습니다. 몸에 나쁜 지질도 있습니다. 그러나 독을 몸밖으로 배출하기 위해서 적극적으로 '양질의 지질'을 섭취해야 합니다.

최근에 코코넛오일과 올리브오일 등은 몸에 좋은 지질로 알려져 있습니다.

그런데 지질에는 다음과 같은 나쁜 이미지가 따라다닙니다.

- 칼로리가 높아서 살이 찐다.

- 심근경색의 위험성이 커진다.
- 뇌경색의 위험성이 커진다.

모든 지질이 그렇지는 않지만, **'나쁜 지질'은 확실히 몸에 나쁜 영향을 미칩니다.**

마가린이나 식용유 등의 인공적으로 정제된 **'트랜스지방산'**은 몸 곳곳에 축적되어 만성 염증을 일으키고 있습니다.

왜 그럴까요? 지질이 세포막의 원료이기 때문입니다.

자연계에 존재하지 않는 지질이 세포막이 되면 유연성을 잃습니다. 그러면 세포가 기능 부전을 일으킵니다.

트랜스지방산은 일단 체내에 들어가면, 대사하기까지 6개월 이상의 시간이 걸립니다.

현대인은 '나쁜 지질'로 인해 생성된 독이 전신에 축적되어 있습니다.

일본 사회에 사는 우리는 외식을 통해 트랜스지방산을 섭취하게 되기 때문에 이러한 '나쁜 지질'에서 도망쳐서 생활할 수 없습니다.

자전거의 녹슨 체인에 붙어 있는 검고 더러운 기름때를 떠올려 보세요.

일반적으로는 새 기름칠을 할 것입니다.

우리 몸이 이런 상태라면 어떻게 해야 할까요?

오일을 사용해서 관리하면 됩니다.

치매는 뇌의 세포에 쓰레기가 쌓여서 뇌세포가 염증을 일으키는 상태입니다.

코코넛오일 등의 지질 섭취가 치매 개선으로 이어진다는 연구가 있습니다. 세포의 약 60%가 지질로 되어 있다고 하는 뇌의 쓰레기를 제거하기 위해 '양질의 기름'이 효과적이라는 말입니다.

그러나 이것은 뇌에만 해당하는 이야기가 아닙니다. 모든 세포막은 지질로 구성되어 있으므로 다른 장기도 마찬가지입니다.

우리 몸에는 염증을 일으키는 나쁜 지질의 세포가 있고, 이것을 제거하기 위해서는 '양질의 지질'이 필요합니다.

'눈에는 눈, 기름에는 기름'입니다.

패스팅 중에 왜 머리도 마음도 가벼워질까?

'패스팅 중에는 어지러워서 일을 할 수 없다'고 생각하는 사람이 많습니다.

그래서 휴일에만 실행할 수 있다고 생각하는 사람이 많습니다. 필자는 이런 후기를 종종 듣습니다.

"어지럽거나 그런 게 아니라 오히려 일이 너무 잘 돼요!"

이러한 감각은 실제로 체험해 보면 알 수 있지만, 패스팅(단식) 중이라고 해서 일을 쉴 필요는 없습니다.

힘든 일을 하면서도 충분히 '디톡스(해독)' 단식(패스팅)이 가능합니다.

왜 이런 현상이 일어나는 걸까요?

사람에게는 주로 '지질(脂質)'과 '당질(糖質)'이라는 2가지 에너지 조달 회로가 있습니다.

패스팅을 하면 3일째 즈음에 체내의 당질이 소진되어 지질을 에너지원으로 사용하는 모드로 기어 체인지합니다.

예를 들어, 마라톤 등에서 장시간 몸을 움직이면 체내의 당질은 소진됩니다. 그러면 지방으로 에너지원이 전환되어 이른바 '러너스 하이(Runner's High)' 상태에 접어듭니다. 또 통상적인 패스팅(단식)이라도 며칠 정도 하면 '패스팅 하이(Fasting High)' 상태가 됩니다.

패스팅 중에 올바른 방법으로 '양질의 지질'을 섭취하면 에너지의 메인 회로가 '당질'에서 '지질'로 원활하게 전환됩니다.

이것은 몸에만 해당하는 이야기가 아닙니다.

세포의 약 60%가 지질로 되어 있는 뇌의 경우 포도당보다 케톤체가 오히려 효과적으로 작용한다는 최신 연구가 있습니다.

우리는 어릴 때부터 '포도당은 뇌가 유일하게 사용하는 에너지원'이라고 배워 왔기 때문에 '이해가 안 된다'는 사람도 있을 수 있습니다.

그러나 원리는 차치해 두고 일단 해보세요. 놀랄 정도로 가벼워지는 감각을 느낄 수 있을 것입니다.

몇 세대 전의 조상들은 지금처럼 당질을 하루에 세 번 섭취할 수 있는 환경이 아니었습니다.

하루에 세 번 당질을 섭취하게 된 것은 당질을 대량으로 생산할 수 있게 된 불과 몇백 년 전부터입니다. 그전에는 당질 이외에서도 에너지를 섭취하고 있었습니다.

해독 패스팅 중에는 평소 잠들어 있는 지질 에너지 회로를 작동시켜 보시기 바랍니다.

전신 염증을 막는 양질의 오일

그러면 실제로 어떤 지질을 섭취하면 좋은 것을까요?

물론 가능한 한 '양질의 지질'이 좋지만, 그렇다고 해서 뭐든지 좋은 것은 아닙니다.

아무리 최고급 올리브오일을 준비했다고 해도 그것만을 섭취해서는 의미가 없습니다.

칼로리 면에서는 충분해도 뇌까지 '케톤체(Ketone體)'가 도달하지 않아 어지럼증을 느낍니다. 또 만복감도 떨어집니다.

'지질'이라고 해도 종류가 다양합니다.

따라서 어느 정도 지질의 종류와 성질을 이해한 후 섭취합시다.

지질은 크기로 분류하면 다음과 같이 세 종류입니다.

'단쇄지방산'을 많이 함유 : 버터, 생선이나 갑각류의 오일 등

'중쇄지방산'을 많이 함유 : 코코넛오일, MCT오일 등

'장쇄지방산'을 많이 함유 : 올리브오일, 참기름, 채종유 등

단쇄지방산은 다른 물질과의 반응성이 좋으며 산화가 잘 됩니다.

하지만 뒤집어서 말하면 염증 상태의 세포에 작용해 산화 상태를 원래대로 되돌리는 힘이 있습니다.

생선 기름 등 단쇄지방산이 머리에 좋다는 말은 여기에서 왔습니다.

장쇄지방산은 다른 물질과의 반응성이 낮습니다. 올리브오일 등은 잘 산화되지 않기 때문에 평상시에 사용해도 좋습니다.

또 올리브오일에는 올레오칸탈(Oleocanthal) 등 뇌의 염증을 억제하는 성분 등이 함유되어 있어서 상당히 뛰어난 식재료입니다.

패스팅(단식) 중에 활약하는 것이 바로 중쇄지방산입니다.

해독(디톡스) 패스팅(단식)에는 주로 MCT오일을 사용합니다.

칼로리 효율이라는 측면에서 말하면, 지질이 당질의 17배입니다. 1큰술의 지질로 주먹밥 1개 정도의 칼로리를 섭취할 수 있습니다.

그런데 중쇄지방산 만을 섭취하면 되는가 하면 그렇지 않습니다.

실제로 해보면 알 수 있지만, 중쇄지방산을 응축한 MCT오일만으로는 배가 부른 느낌이 들지 않습니다.

만복감에는 **'렙틴(Leptin : 나선형 단백질)'**이라는 호르몬이 관여하고 있습니다.

렙틴이 작용하려면 단쇄지방산이 혈중에 일정하게 흘러야 합니다. 그래서 MCT오일 만 섭취해서는 만복감을 얻을 수 없습니다.

만복감을 얻으려면 약간의 아이디어가 필요합니다.

해독 패스팅 중에 꼭 먹어야 하는 간단 카페 레시피

해독 패스팅(단식=초저칼로리에 의한 식이요법) 중에 공복감(空腹感)을 없애고 뇌에 영양을 공급하는 음료와 만드는 방법을 소개합니다.

많은 사람이 해독 패스팅을 하면서 가장 도움이 된 레시피로 꼽고 있습니다.

이 레시피는 필자가 직접 고안한 것이 아니라 앞서 소개한《Le grand livre du jeûne(패스팅 대사전)》에 나오는 레시피입니다.

- **카페 라테**
- **말차(가루로 만든 차) 라테**
- **카페 마키아토**
- **시나몬 라테**

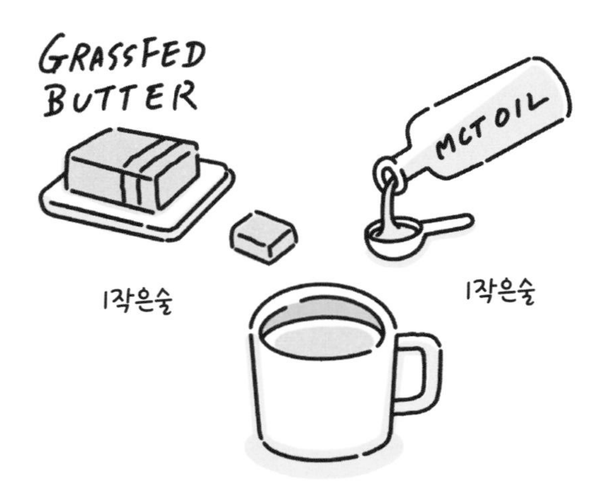

카페에 가지 않아도 집에서 카페와 마찬가지 또는 그 이상으로 맛있는 음료를 만들 수 있습니다.

만드는 방법은 간단합니다.

MCT오일과 그래스페드(Grass-fed : 목초만을 먹고 성장한 소) 버터를 1 : 1(1작은술씩)로 섞은 후 커피, 시나몬, 말차 등을 넣어서 믹서로 잘 섞습니다. 또는 물통에 넣어서 잘 흔들어 섞습니다.

세 가지 중요한 사항이 있습니다.

첫째, MCT오일이 칼로리원이라고 해도 그래스페드 버터를 섞지 않으면 만복감을 얻을 수 없습니다.

그래스페드 버터에는 단쇄지방산이 많이 함유되어 있습니다.

이 단쇄지방산에 반응해 우리의 몸은 만복감을 느끼게 하는 호르몬 렙틴을 방출합니다.

고기구이에서 지방을 많이 먹으면, '더이상 못 먹을 정도'로 배가 부른 것도 이와 같은 원리입니다.

둘째, 양질의 재료만 사용합니다.

인스턴트 MCT오일 라테 등도 판매하고 있습니다. 물론 대체 재료로 사용할 수 있지만, 가공된 재료에는 첨가물이 들어가 있는 경우가 많습니다.

커피 등의 재료는 가능한 신선하고 양질의 것을 사용합니다.

이 점은 지질도 마찬가지입니다. 지질 정제 과정에서 화학약품을 사용합니다. 이 사실은 표시에 기재되어 있지 않습니다. 그래서 가능한 로가닉(Rawganic : 생+유기농) 재료를 선택합니다.

셋째, 블렌더나 믹서기로 섞습니다.

블렌더나 믹서기가 없다면 물통에 넣어서 흔들어서 섞어도 됩니다. 숟가락으로 조금씩 섞는 정도로는 맛있지 않습니다. 주의하세요.

여하튼 MCT오일과 그래스페드 버터가 있으면 다양한 라테를 만들 수 있습니다.

어느 날 필자는 **오후에 카페인 섭취를 줄이려고 루이보스티(Rooibos-tea : 남아프리카 생산되는 차)를 사용해 라테를 만들어 봤습니다. 시판 중인 '오후의 홍차' 로열 밀크티 맛처럼 맛이 있었습니다.**

그렇게 한 번 만들어 먹어 본 후로 그만 반해 버려 오후에는 루이보스 라테를 만들어서 먹고 있습니다.

여러분도 자신의 취향에 맞는 메뉴를 개발해 보기 바랍니다.

해독을 가속하는 식이섬유

패스팅(단식)을 가르치는 사람 중에 '식이섬유'를 중시하는 사람이 거의 없습니다. **패스팅 때 식이섬유를 섭취하지 않아 변비가 생기는 사람이 꽤 많습니다.**

패스팅을 가르치기 시작했을 무렵, 이런 의견을 자주 들었습니다.

"패스팅 중에는 아무것도 먹지 않아서 대변이 나오지 않았어요. 하지만 끝난 후에 밥을 먹었더니 대변이 나왔어요. 정말 다행이에요!"

이런 이야기를 듣고 너무 걱정돼서 이렇게 대답했습니다.

"아뇨. 전혀 다행이지 않습니다! 식이섬유를 꼭 섭취하라고 제가 말했잖습니까. 다음부터는 반드시 식이섬유를 섭취하세요!"

납득할 수 없다는 듯 "별로 중요하지 않은 것 같아서 뺐는데,

알겠습니다"라는 대답이 돌아왔습니다.

이런 대화를 몇 번이나 했습니다.

지금은 입이 닳도록 식이섬유를 반드시 섭취하라고 말하고 있습니다.

패스팅 중에 식이섬유를 섭취하지 않으면, 다음 2가지 이유로 위험합니다.

- **독(毒)이 몸속을 돌아다닌다.**
- **장(腸)에 부담을 준다(최악의 경우 구멍이 생긴다).**

전자는 직감적으로 알 수 있습니다.

독을 몸밖으로 내보내는 경로는 '배변'입니다. 패스팅(단식) 중의 독은 땀이나 소변으로도 배출되지만, 대변이 가장 큰 역할을 합니다.

사실 배변을 못하면, 두통이 생기는 등 독의 증상이 나오기 때문에 '4일간의 단식이 필요하다'고 하는 해독 패스팅 중에는 절대로 변비가 생기면 안 됩니다.

위험한 이유는 이뿐만이 아닙니다.

장(腸)에 구멍이 생길 가능성이 있습니다.

장내(腸內)에 식이섬유가 없어지면 장내 세균이 활동할 때 필요한 '음식물'이 사라지는 셈입니다.

그러면 어떻게 될까요?

장내 세균은 음식물이 없어서, 자신의 장(腸)을 먹어 버립니다.

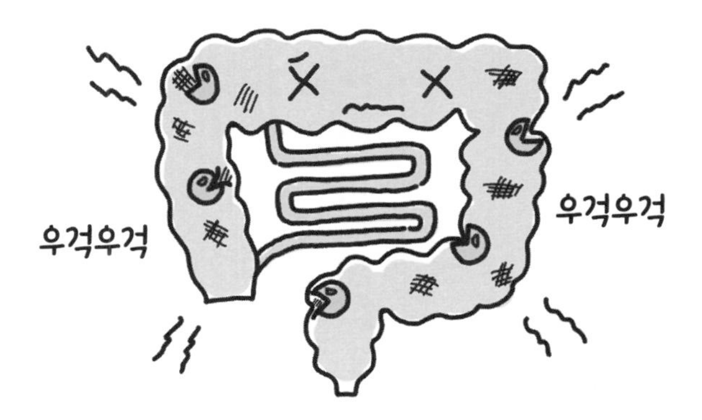

장(腸)에 관한 최신 연구를 망라하는 저스틴 소넨부르크 박사의《장과학(腸科學 : The Good Gut)》에 다음과 같은 내용이 기술되어 있습니다.

'식이섬유를 섭취하지 않으면 장내 세균은 유일하게 남겨진 음식물, 즉 당신 자신을 먹을 수밖에 없다. 장내 세균이 장의 점액층에 함유된 다당류(뮤신)를 먹으면 장의 내벽이 점점 얇아진다.'

패스팅(단식) 기간이 길어지거나 횟수가 늘어나면 장의 내벽이 점점 얇아집니다.

'배 속 세균'을 내 편으로 만들자

식이섬유가 중요한 이유는 대변을 부드럽게 하고 대변량을 늘려서 배변을 쉽게 하기 때문만이 아니라 장내 세균의 먹이가 되기 때문입니다.

앞에서 공복일 때 나는 '꼬르륵' 소리를 무시하지 말라고 말했는데, 다른 의미도 있습니다.

장(腸)이 내는 이 신호를 계속 무시하면 소넨부르크 박사가 말했듯 장내 세균이 장벽(腸壁)을 우적우적 먹기 시작합니다.

패스팅 중에 식이섬유를 섭취하는 것은 장내 세포에 활동 에너지를 부여하는 일입니다. 그리고 장내 세균이 활동하면 오토파지도 가속합니다.

우리 장내(腸內)에는 100조 개, 무게로는 1.5kg에 달하는 장내 세균이 있습니다.

몇십 년 전까지만 해도 장내 세균은 그다지 중요한 존재가 아니었습니다.

그러나 지금은 실로 다양한 가짓수의 균이 많이 존재하고 생체에 있어서 중요한 역할을 담당하고 있다는 점을 알게 되었습니다.

- **소화를 촉진한다.**
- **면역을 촉진한다.**
- **호르몬을 생성한다.**
- **단쇄지방산을 생성한다.**
- **체내 염증을 억제한다.**

인간 유전자로는 불가능한 활동을 해서 우리를 도와줍니다.

사람의 생체 활동은 장내 세균과 공존하는 것으로 성립됩니다.

장내 세균 상태를 얼마만큼 좋게 하는지가 생활의 질을 좌우한다는 말을 최근에 자주 듣습니다. 장내 환경을 좋은 상태로 유지하기 위한 행동을 의미하는 '장활(腸活)'이라는 말이 유행하기도 했습니다.

패스팅 중에 **장내 세균에게 음식물를 주지 않으면 이러한 활동이 중단**됩니다.

식이섬유를 섭취하면 다음과 같은 현상을 체감할 수 있습니다.

- **공복감이 사라진다.**
- **정신적으로 안정된다.**

장내 세균이 식이섬유를 분해하고 단쇄지방산의 프로피온산을 스스로 만들어 내므로 만복감을 관장하는 호르몬 '렙틴'이 방출되고 공복감이 사라집니다.

정신적으로 안정되는 것은 행복 호르몬인 세로토닌이 생성되기 때문입니다.

그렇다면 필요한 식이섬유는?

어떤 식이섬유를 섭취하면 좋을까요?

'양상추나 양배추 같은 잎채소를 주스로 만들어서 마시면 되나?' 하고 생각하는 사람도 있을 것입니다.

그러나 **잎채소에 함유된 식이섬유는 '셀룰로스(Cellulose)'라는 불용성 식이섬유로 장내 세균의 먹이로 적합하지 않습니다.**

따라서 아무리 잎채소 샐러드 주스를 마셔도 오토파지를 촉진하는 효과를 얻을 수 없습니다.

또 이러한 '불용성(不溶性)' 식이섬유를 과다 섭취하면 오히려 변비가 생기기도 합니다.

따라서 원하는 결과와는 전혀 다른 일이 일어납니다.

그러면 식이섬유란 무엇인지 간단하게 정리해 보도록 합시다.

식이섬유는 크게 다음 2종류로 나눌 수 있습니다.

- **수용성(水溶性) 식이섬유**
- **불용성(不溶性) 식이섬유**

물에 녹느냐 아니냐로 분류합니다.
전자는 끈적끈적, 미끈미끈합니다.
후자는 푸석푸석하고 마치 '섬유' 같은 느낌입니다.

전자 수용성 식이섬유는 오크라, 마, 김 등에 많이 함유되어 있습니다.
후자 불용성 식이섬유는 브로콜리, 콩류, 우엉 등에 많이 함유되어 있습니다.
기존 영양학에서는 식이섬유를 배변 활동에 초점을 두고 취급했습니다.
전자는 대변이 잘 나오게 하고, 후자는 대변의 양을 늘리는 역할을 합니다.

그러나 현재는 다른 관점에서 주목받고 있습니다.
바로 장내 세균의 먹이인지 아닌지입니다.
장내 세균이 소화와 발효를 할 수 있는 것을 '발효성 식이섬유'

라고 합니다. 사실 **수용성 식이섬유의 대부분이 발효성 식이섬유입니다.**

일반적으로 수용성 식이섬유와 불용성 식이섬유를 1 : 2 비율로 섭취하도록 권장합니다.

그러나 해독 패스팅에서는 수용성 식이섬유를 더 많이 섭취하는 것이 중요하다고 알리고 있습니다.

패스팅 중에는 장내 세균이 다양한 작용을 하므로 먹이를 많이 섭취해야 한다고 생각하기 때문입니다.

불용성 식이섬유도 전혀 안 먹어야 하는 것이 아니라 적절하게 섭취할 것을 권장합니다. 대변의 양을 늘려서 외부로 밀어내는 것도 중요하기 때문입니다.

패스팅 중에 변비가 생기지 않으려면 수용성 식이섬유와 불용성 식이섬유를 3 : 1 정도로 섭취하는 것이 좋습니다.

그렇다고 너무 비율에 집착하면 어렵게 느껴지므로 다음과 같은 방법을 제안하고 싶습니다.

장내 세균을 기쁘게 하는 변비 아웃 '허브 셰이크(Herb shake)' 만드는 법

패스팅(단식) 중에 식이섬유를 섭취하려면 약간의 아이디어가 필요합니다.

바나나를 예로 들어 봅시다. 바나나에는 수용성 식이섬유가 많이 함유되어 있습니다.

그래서 스무디(Smoothie)로 해서 마시면 좋지 않을까 생각하는 사람이 있을 수도 있습니다.

그런데 **바나나에는 당질도 많이 함유되어 있어서 일정량 이상을 섭취하면 오토파지가 멈춰 버립니다.**

잠시 후에서 설명하겠지만, 수용성 식이섬유가 많이 함유된 **'김'은 패스팅(단식) 중이라도 적은 양이라면 먹어도 됩니다.**

그러나 의외로 **김에는 단백질도 많이 함유되어 있어서 지나치게 섭취하면 오토파지가 멈춰 버립니다.**

그래서 필자는 **해독에는 수용성 식이섬유가 많이 함유된 사일륨**

(Psyllium)을 물에 섞어 마시는 것을 권장합니다.

사일륨은 전통적인 장(腸) 세척 허브입니다.

분말은 인터넷에서도 쉽게 구할 수 있습니다.

사일륨에는 수용성 식이섬유가 많이 함유되어 있지만, 불용성 식이섬유도 균형 있게 함유되어 있어 물을 넣으면 팽창해서 젤리 상태가 됩니다.

변비 개선용으로 많이 사용됩니다.

해독(디톡스) 중에는 사일륨을 다른 장기(臟器)의 디톡스 허브(센나 등)와 블렌딩해서 아침에 일어나자마자 마십니다(자세한 내용은 제4장에서 설명하겠습니다).

배안에서 팽창하기 때문에 공복감을 상당히 경감시켜 줍니다. 장내 세균의 먹이도 되므로 일석이조의 효과를 기대할 수 있습니다.

해독(디톡스) 패스팅(단식) 중에는 **아침에 일어나자마자 물 500mL와 분말 2g 정도를 섞어서 마시는 것**을 권장합니다. 낮의 공복 시에 마셔도 좋습니다.

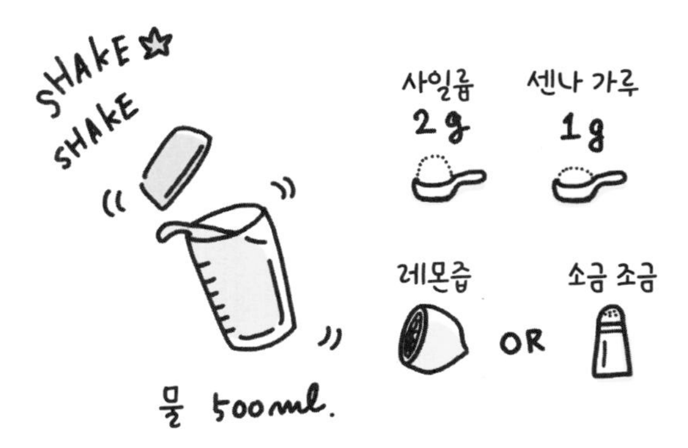

그런데 한 가지 문제가 있습니다. '아무런 맛도 나지 않습니다.'

그래서 여러 가지를 더할 필요가 있습니다.

필자의 경우에는 소금, 레몬즙, 사과식초 등을 섞어서 마십니다.

필자는 10년 이상 계속 마시고 있지만, 이 풍미에 적응이 안 된다는 사람도 있습니다. 도저히 적응이 안 된다면 착즙(搾汁) 주스를 더해서 마시는 것도 한 가지 방법입니다.

해독 중에는 천연 효소와 미네랄을 섭취하자

해독 패스팅 기간을 지옥으로 만들 것인지 아니면 천국으로 만들 것인지는 **파이토케미컬(Phytochemical : 식물화학물질)** 섭취 여부에 달렸습니다.

패스팅(단식) 중에는 "응? 이렇게나 마시나요?"라고 놀라는 사람도 있을 정도로 대량의 채소와 과일의 파이토케미컬을 섭취할 것을 권장합니다.

파이토케미컬이 무엇이냐면 **식물이 태양의 자외선 등 외부의 자극으로부터 자신을 지키기 위해 생성하는 화학 물질입니다.**

예를 들면 이런 것이 있습니다.

- 토마토의 리코펜(Lycopene)
- 당근의 베타카로틴(β-carotene)
- 포도의 레스베라트롤(Resveratrol)

- 커피의 클로로겐산(Chlorogenic acid, CGA)
- 녹차의 카테킨(Catechin)

파이토케미컬 성분만을 추출해 서플리먼트(Supplement: 보충제)로써 판매하고 있어 아마도 들어 본 적이 있을 것입니다.

효능은 항산화작용, 혈액정화작용, 암억제작용, 미백효과, 해독작용, 항균작용 등 다양한 것으로 알려져 있습니다.

왜 이 파이토케미컬의 유무가 패스팅의 용이성과 관련이 있을까요?

바로 해독 패스팅 중에는 혈액 중에 독이 빠져나오기 때문입니다.

이 독(毒)에 아무런 대책도 세우지 않으면 '기분이 나빠진다' 등의 체감이 나타납니다. 경우에 따라서는 컨디션이 나빠질 수도 있습니다.

패스팅 분야에서는 이 현상에 대해서 다음과 같이 설명합니다.

"사람에 따라서는 심한 두통을 겪기도 하지만, 이것은 좋아지고 있다는 징후이기 때문에 참으세요."

독이 빠져 호전되기 직전에 한 번은 겪는 힘든 경험이라서 이 고통은 피할 수 없고 견디는 수밖에 없다는 뜻입니다.

하지만 필자는 이 의견에 동의하지 않습니다. 독이 몸속을 돌아다니고 있는데, 일부러 견딜 필요는 없습니다.

독이 몸속을 돌아다니도록 내버려 두는 것은 좋지 않습니다.

독이 혈액 밖으로 나왔을 때 제대로 중화하지 않으면 돌고 돌아서 다시 축적됩니다.

독을 제거하지 않고 그대로 방치하면 몸속이 지옥 같은 상태가 되어 몸도 힘들어질 뿐만 아니라 독은 우리 몸의 지박령(地縛靈 : 죽은 곳을 떠나지 못한 영혼)이 되어 버릴 것입니다.

따라서 **파이토케미컬에게 도움을 받아 올바르게 제거할 필요가 있습니다.**

노화된 세포를 없애려면 어떻게 해야 하나

해독 패스팅(단식=초저칼로리에 의한 식이요법)은 세포에 쌓인 독(毒) 덩어리를 파괴합니다.

이 독(毒)이란 제2장에서 설명한 세포노화(細胞老化), 이른바 '좀비세포(Zombie細胞)'입니다.

그러면 이 '좀비세포'를 퇴치하기 위해서는 어떤 파이토케미컬을 어떤 형태로 섭취하면 좋을까요?

"몇 가지 파이토케미컬을 신선한 과일과 채소에서 섭취한다."

이것이 기본 전략입니다.

'이것 하나만 섭취하면 된다!'는 것을 알고 싶어하는 사람에게는 미안한 결론일지도 모르지만, 하나만 섭취하면 효과가 한정적일 수 있으므로 그다지 좋지 않습니다.

또 장기적으로 보면 부작용이 나타나기도 합니다.

가령 파이토케미컬만을 서플리먼트로 계속 섭취하면 몸에 편향된 작용을 부여하게 됩니다.

몸에 좋다고 생각하고 섭취했는데, 오히려 독이 될 수도 있습니다.

'세포노화', 이른바 **'좀비세포' 파괴 성분**을 함유한 서플리먼트는 인터넷이나 슈퍼마켓에서 쉽게 구입할 수 있습니다.

대표적인 것이 바로 **피세틴(Fisetin)**이라는 성분으로 다음과 같은 과일과 채소에 함유되어 있습니다.

- **딸기**
- **사과**
- **토마토**

피세틴의 대량 투여로 특정 장기(臟器)의 세포노화 중 최대 50%가 사멸했다는 연구가 있습니다.

그런데 이 성분만 추출해서 '안티에이징 약'을 만들려는 시도는 계속 실패하고 있습니다.

피세틴을 주성분으로 한 약을 쥐에게 주사했더니, 안티에이징 은커녕 쥐가 죽고 말았습니다. 실험은 생각대로 되지 않아 난항을 겪고 있는 것이 현재 상황입니다.

물론 딸기를 대량으로 먹어도 쥐는 죽지 않습니다.

그러나 '좀비세포'를 죽이는 성분만 섭취하는 행위는 몸에 지나치게 부담을 줍니다.

'좀비세포'를 죽이는 것만이 아니라, 그 사체를 중화하는 항산화 작용을 하는 파이토케미컬 등이 존재해야 합니다.

예를 들어 딸기에 들어가 있는 비타민 C 등은 항산화 작용이 있어서 독을 중화합니다.

이 부분의 파이토케미컬 간 조화는 막 연구가 시작된 단계로 아직 알려지지 않은 점이 많습니다.

따라서 **파이토케미컬은 세포에서 추출한 상태로 섭취하는 것이 가장 좋습니다.**

'좀비세포'를 올바르게 퇴치하려면, 이른바 '살아 있는 상태로 섭취'가 매우 중요합니다.

식물에서 대량의 '항산화 물질'을 추출한다

해독 패스팅 중에는 파이토케미컬을 평상시보다 훨씬 더 많이 섭취해야 합니다. 이 말을 하면 다들 이렇게 말합니다.

"패스팅(단식) 중인데 어떻게 섭취하죠?"

물론 먹지 않습니다.
가공품인 효소 주스나 서플리먼트도 사용하지 않습니다.
신선한 과일로 만든 주스와 수프를 통해 섭취합니다.

파이토케미컬은 식물 세포 밖으로 단독 추출하면 힘(활성)을 잃지만, 살아 있는 세포 상태라면 효소나 비타민, 미네랄 등과 협력해서 좋은 효과를 낼 수 있습니다.

문제는 어떻게 섭취하느냐입니다.
믹서로 스무디를 만들어 마시면 된다고 생각하는 사람도 있겠지만, 사실 이 방법으로는 파이토케미컬을 아주 한정된 양만 섭취할 수 있습니다.

그 이유는 식물의 세포벽에 있습니다.

동물 세포는 세포막만으로 덮여 있지만, 식물 세포는 바깥쪽에 세포벽이 있습니다. 이것이 벽돌처럼 쌓여 있습니다.

바깥쪽에서 압력을 가하지 않으면 안에 꽉 차 있는 다양한 요소를 꺼내지 못합니다.

믹서처럼 '칼로 재단'하면 대부분의 성분이 나오지 않으므로 어떠한 형태로든 압력을 가해 세포벽을 파괴해야 합니다.

방법은 두 가지입니다.

첫 번째 방법은 '짜다' '갈다' 등의 압력을 가하는 것입니다.

감기에 걸렸을 때는 딱딱한 사과를 그냥 먹는 것보다 갈아서 먹는 편이 좋다는 말을 들은 적이 있을 것입니다. 갈아서 먹으면 고형물이 아니라서 소화에도 좋을뿐더러 다양한 성분을 섭취할 수 있습니다.

이것은 생강, 마늘, 무 등도 마찬가지입니다.

씹어서 먹는 것보다도 갈아서 먹는 편이 약효가 좋습니다.

압력을 가하는 주서기(착즙기)를 사용하면 손쉽게 추출할 수 있어서 필자는 착즙 주스 형태로 섭취하고 있습니다.

두 번째 방법은 '채소 수프'로 섭취하는 것입니다.

열이라는 형태로 외부에서 압력을 가하면 세포벽이 파괴되어 파이토케미컬이 나옵니다.

채소 수프는 항암제 분야의 권위자인 구마모토대학의 마에다 히로시(前田浩) 명예교수가 고안한 것으로 항산화 작용을 한다고 알려져 있습니다.

이 수프에 관한 책이 상당히 많이 출판되어 알고 있는 사람도 있을 것입니다. 모르는 사람은 마에다 히로시 교수의 채소 수프 관련 서적을 꼭 서점에서 찾아보기를 바랍니다.

지금까지의 설명을 토대로 **해독 패스팅용 '수프' 레시피를 소개**하겠습니다.

안티에이징 미녀가 되는 프랑스식 '마시는 미용 수프'

해독 패스팅의 핵심이라고 할 수 있는 수프에 관해서 설명하겠습니다.

바로 프랑스의 **부용(Bouillon) 수프**입니다.

영어로는 '본 브로스(Bone broth) 수프'라고 합니다. 뼈와 채소를 푹 고아서 만든 사골국의 일종입니다.

콜라겐이 가득 함유되어 '마시는 미용액'이라고 할 정도로 피부에도 장내(腸內) 환경 개선에도 효과가 있는 수프입니다.

장벽(腸壁)의 상처 입은 세포를 회복시키기 때문에 장내 환경 개선에도 좋아 프랑스만이 아니라 미국에서도 주목받고 있습니다.

혹시 '콜라겐은 패스팅(단식)에 좋지 않다'고 생각할 수 있지만, 걱정할 필요 없습니다.

시간을 들여서 푹 고아야 하지만 뼈를 고아서 끓일 때 나오는 콜라겐은 소화할 필요가 없을 정도로 작은 아미노산에 가까운 상태입니다.

따라서 그대로 체내에 흡수되어 재합성에 사용됩니다.

단백질 섭취량이 1일 12g 이상이면 오토파지를 저해하지만, 과잉 섭취만 하지 않으면 딱히 문제가 될 건 없습니다.

뼈에는 콜라겐 이외에도 대량의 필수 아미노산, 미량의 미네랄, 신경 생성에도 관여하는 규소 등이 함유되어 있습니다.

여기에 몇 종류의 채소를 넣어서 푹 고면 패스팅(단식) 중의 오토파지에 필요한 수프가 완성됩니다.

꼭 시간을 내서 뼈를 고아서 만들어 보세요.

한 예로 인터넷이나 슈퍼마켓에서 구입할 수 있는 재료로 만드는 '마시는 미용 수프' 레시피를 소개합니다.

- 닭 날개(8개)
- 토마토(4개)
- 양배추(1/2개)
- 마늘(4알)
- 양파(1개)

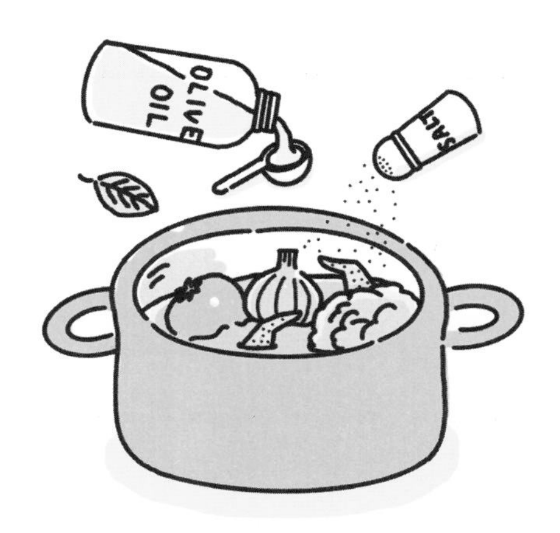

- 월계수
- 소금(적당량)
- 올리브오일(2큰술)

이 재료를 넣어서 **1시간 이상 푹 끓이세요.** 취향에 맞춰 새송이버섯이나 양송이버섯, 표고버섯, 아스파라거스, 콜리플라워를 넣어도 좋습니다.

주의할 점은 가능한 좋은 재료를 사용하는 것입니다.

채소는 농약을 적게 사용한 것, 뼈가 있는 고기는 호르몬 주사를 맞지 않은 것을 선택합니다.

만약 시간이 없을 때는 수프를 끓인 후 웃물만 마셔도 됩니다.

이 장의 첫머리에서 소개한《Le grand livre du jeûne(패스팅 대사전)》에서는 저자들이 "패스팅(단식)을 끝까지 잘하기 위해서 중요하다"라고 역설하며 10여 종 이상의 부용 수프를 소개합니다.

그중에서 '즉석 부용 수프'로 **된장과 파와 맛국물 수프를 소개**하고 있습니다. **맛국물이 들어간 된장국의 웃물만 마셔도 됩니다.**

일상생활을 바꿀 필요는 없다

패스팅(단식)이라고 하면 일상적인 활동을 자제해야 한다고 생각하기 십상입니다.

그러나 **일상생활을 바꾸지 않고, 충분한 영양을 보급하면서 패스팅(단식)을 하는 것이 가능합니다.**

우리 주변에는 뼈와 채소를 고아서 만드는 수프 요리가 많이 있습니다.

- 돈지루(돼지고기, 채소, 두부 등을 넣어서 일본 된장으로 맛을 낸 국)
- 생선 맑은탕
- 삼계탕
- 마늘이 잔뜩 들어간 돼지 뼈 수프
- 내장 전골

어떤가요? 맛있어 보이지 않나요?

뼈를 고아서 우려낸 수프는 감칠맛의 원천입니다.

현대의 식생활에서는 동물 뼈나 생선 뼈 등을 고아서 국물을 내는 단계를 생략하는 경우가 많지만, 사실 이러한 수프가 맛있는 요리의 핵심입니다.

맛있다는 말이 나오는 것은 몸이 원하는 영양이 가득 들어 있기 때문이라고 생각합니다.

패스팅(단식) 중에는 적극적으로 이러한 수프를 마셔서 몸에 자양분을 주세요.

패스팅(단식) 중이라고 해서 요리를 안 하는 것이 아니라 적극적으로 만들어서 가족과 함께 즐기세요. 물론 패스팅 중일 때는 웃물만 마시세요. **고형물을 먹지 않기 때문에 씹는 쾌감은 없지만, 몸은 아주 많이 기뻐할 겁니다.**

만약 같이 사는 가족이 있다면 신경 써서 맛있고 좋은 요리를 만들어 보세요. 오히려 패스팅(단식)을 할수록 감사하게 생각할 겁니다.

그럼 해독 패스팅(Fasting : 단식=초저칼로리에 의한 식이요법)

의 기초가 되는 기본적인 영양에 관한 이야기를 마치겠습니다. 이제부터는 **해독 패스팅의 실천에 관한 설명과 각 장기(臟器)의 디톡스에 사용하는 허브에 관한 구체적인 사례를 소개하겠습니다.**

제4장

몸도 마음도 새롭게 태어나는 '해독 허브'의 구체적인 사례

'해독 여행'을 떠나기 전에 필요한 것

어느 날, 두꺼비와 같은 용모로 변해 있던 필자는 거울 앞에서 이렇게 탄식했습니다.

"왜 이렇게 되었을까."

과연 원인이 무엇인지 확실히 알 수 없습니다.

저도 모르는 사이에 몸이 무거워졌습니다. 마치 독(毒)의 마법에 걸린 것처럼 머리가 멍하고 의욕도 생기지 않았습니다.

그런 필자를 변신시킨 것이 바로 프랑스에서 경험한 허브입니다.

필자는 자주 허브 전문점에 갔습니다. 그리고 전신(全身)의 장기(臟器)를 하나씩 세척해 나갔습니다.

매번 수수께끼와 같은 마법을 풀기 위한 여행이었습니다. 마물(魔物)을 쓰러뜨리기 위한 약초를 손에 들고 어두컴컴한 동굴로 들어가는 모험가의 기분이었습니다.

해독 패스팅(Fasting : 단식=초저칼로리에 의한 식이요법)은 여행을 닮았습니다.

이제부터 장기(臟器)를 하나씩 세척해 나가기 위해 각 장기에 적합한 허브에 관한 이야기를 하겠습니다.

해독 패스팅은 한 달 4일간 3개월에 걸쳐 순서대로 전신을 세척하는 것이 기본입니다.

이때 중요한 점은 '몇 킬로그램을 빼자!'가 아니라 '아홉 살 젊어지자'를 목표로 설정하는 것입니다.

외모에 초점을 맞추면 장기 세척을 도외시하게 됩니다.

어디까지나 주관적인 기준이지만, 매월 하나의 장기를 해독(解毒)하고 세 살 젊어지는 것으로 목표를 세웁니다.

이것을 3개월 계속하면 단순 계산으로 아홉 살 젊어집니다. 이렇게 매월 장기를 하나씩 세척해 전신의 주요 장기를 깨끗하게 청소합니다.

그리고 중요한 것이 4일간 패스팅의 '사전 준비'입니다.

1천 명 이상의 해독 패스팅을 지도한 경험에 비추어 말하면 사전 준비를 제대로 하지 않는 사람이 대부분이라고 해도 좋을 정도로 준비가 부족한 사례가 많습니다.

사전 준비를 하지 않고 여행을 떠나면 도중에 길을 잃어버릴 수도 있습니다.

돌이 있는 줄 미리 알면 넘어질 염려가 없습니다. 설령 넘어지더라도 금방 일어날 수 있습니다.

이 장에서는 사전 준비에 관해 먼저 설명하고 후반에서 약초에 관해 구체적으로 설명하겠습니다.

뇌에서 들리는 '되돌아가!' 목소리의 정체는?

처음으로 4일간의 패스팅은 어두운 동굴을 지나는 것과 같습니다.

아무것도 모른 채 갑자기 시작하면 급작스레 등장한 가짜 마물(魔物)에 습격당해 좌절하게 됩니다.

만약 제3장에서 설명한 영양 면에서 완벽한 준비를 했다고 해도 심리 면에서 준비가 불충분하면 악마의 속삭임에 순간적으로 뭔가에 홀리게 됩니다.

패스팅(단식) 2일째가 되면 신기하게도 이런 말이 나옵니다.

"나는 왜 이것을 하고 있을까?"

그리고 이어서 이러한 말도 뇌리를 스칩니다.

"패스팅 따위를 한들 무슨 의미가 있겠어."

"패스팅은 건강에 나빠."

왜 그런지는 잘 모르겠지만, 어딘가에서 말하는 듯한 말이 들려옵니다. 그리고 시작할 때는 의욕이 넘쳤던 사람도 이 시점에서 갑자기 브레이크를 밟고 그만두는 경우가 있습니다.

패스팅(단식) 세계에서는 '2일째의 벽'이라고 부르는 아주 유명한 순간입니다.

대체로 패스팅 2일째가 되면 통상적으로 사용하고 있는 '당질(糖質)'에서 '지질(脂質)'로 에너지의 메인 회로가 전환되는데, 이때 몇 시간 정도 이상한 감각이 듭니다.

이 기어 체인지에 몸이 위화감을 느끼고 경고를 보냅니다.

이 기어 체인지는 몇 시간 만에 익숙해집니다. 몇 번 경험하면 익숙해져서 별로 신경이 안 쓰입니다.

그러나 몸이 불안정한 상태에 놓여 있으면, 이것에 연동하는 것처럼 마음도 불안정해져 버리는 것입니다.

이럴 때 신기하게도 주변 사람들이 이렇게 말하기도 합니다.

"밥 안 먹어도 돼?"

"참지 않아도 돼."

자기 자신의 불안한 감정이 전파되듯, 자신의 내부에서 터져 나오는 불안한 목소리에 응답이라도 하듯 주변 사람들이 악마처럼 속삭입니다.

그리고 **육체적으로는 전혀 문제가 없는데도 브레이크를 밟고 패스팅(단식)을 중단**해 버립니다.

2일째에 나타나는 '거짓 마물'의 목소리에 홀려 많은 사람이 보이지 않는 벽 앞에서 되돌아 가버립니다.

우리는 **이 암흑 속에서 울려 퍼지는 마물의 목소리에 좌고우면하지 않고 똑바로 나아가야 합니다.**

이렇게 패스팅(단식) 중에 속삭이는 목소리 비슷한 것에 절대로 넘어가지 않으려면 어떻게 해야 할까요?

설렘이 가득한 '계획'을 세우자

하루이틀 정도의 패스팅(단식)이라면 준비할 필요가 없습니다.

그런데 4일 정도 이어지면 주변 사람들이 이상한 조언을 하거나 방해를 하는 등 예상치 못한 일들이 잇달아 일어납니다.

그로 인해 **나쁜 마음이 생깁니다.**

지금까지 우리는 패스팅을 '수행(修行)'이라고 여겨왔습니다.

다시 태어나기 위해, 욕구에 휘둘리지 않는 정신을 단련하기 위해 눈앞의 고통을 받아들인다는 의미에서 였습니다.

그 자체로는 의미가 있다고 생각합니다. 인생에서 한 번은 이러한 경험을 통해 '깨달음'을 얻는 것도 좋습니다.

그러나 고통을 동반하는 수행을 견딜 수 있을 정도의 강인한 정신이 없으면, 장기(臟器) 세척은 불가능하다는 것은 이 책의 목적이 아닙니다.

그래서 **제안하고 싶은 것이 바로 '나쁜 마음이 생길 틈을 없앤다' 입니다.**

패스팅(단식)할 때 많은 사람이 겪는 맹점이 바로 **평상시보다 시간상으로 '여유[暇]'가 많다**는 것입니다.

사실 밥을 먹는 시간이 없는 만큼 활동 시간이 남아돕니다.

그 시간에 무엇을 할 것인지를 포함해 명확히 해 두지 않으면 쓸데없는 생각을 합니다.

비일상적인 상황에 놓여서 부정적인 생각을 하기 쉽고 이 틈을 노리고 나쁜 마음이 고개를 내밉니다.

따라서 바로 실행하고 싶어지는 설렘으로 가득한 계획을 세우는 것이 중요합니다.

'레시피는 당일 생각하자'가 아니라, 4일간 패스팅을 시작하기 전날 5분만 시간을 내서 계획을 세웁니다.

그리고 시간이 났을 때 무엇을 할지도 정해둡니다.

4일 동안 즐거워서 어쩔 줄 모르는 상태로 있는 것이 필요합니다.

매일 밤 자기 전에 즐거운 내일 일정이 세워져 있고 매일 아침 일어나서 일정으로 설레는 상태면 좋습니다.

'오늘은 수행(고행)이다. 괜찮을까?'라고 오들오들 떨며 일어나는 것과 '오늘은 이걸 해야지'라고 설레면서 일어나는 것, 어느 쪽이 하루를 충실하게 보낼 수 있을까요?

호기심이 불안을 이겼을 때 사람은 집중하게 되고 계속 이어갈 수 있습니다. 또 어렵지 않게 실현할 수 있습니다.

참고 사례로 필자의 **'간장(肝臟) 해독 패스팅(Fasting : 단식=초저칼로리에 의한 식이요법)'의 4일간 메뉴**를 소개하겠습니다.

1일째 아침 : 허브 셰이크, 내추럴 카페 라테

1일째 점심 : 착즙 주스, 내추럴 루이보스 라테

1일째 저녁 : 닭 뼈와 버섯으로 만든 부용 수프

2일째 아침 : 허브 셰이크, 내추럴 카페 라테

2일째 점심 : 착즙 주스, 내추럴 카페 마키아토

2일째 저녁 : 전날과 동일한 수프에 일본 된장과 파래를 넣어서 어

레인지

3일째 아침 : 허브 셰이크, 내추럴 카페 라테
3일째 점심 : 착즙 주스, 내추럴 시나몬 라테
3일째 저녁 : 도미 맑은탕과 가다랑어와 다시마 맛국물로 만든 된장국의 웃물

4일째 아침 : 허브 셰이크, 내추럴 카페 라테
4일째 점심 : 착즙 주스, 내추럴 말차 라테
4일째 저녁 : 새우, 바지락, 대구를 주재료로 한 토마토 풍미 부야베스

필자의 경우 **아침 라테와 점심 주스는 한꺼번에 만들어 둡니다.**

단, 같은 메뉴라서 질릴 수도 있기 때문에 매번 만들고 싶은 사람은 만들어도 됩니다.

어레인지도 재미있습니다.

필자의 예처럼 1일째와 2일째가 닭 뼈 수프라면 2일째를 한국식(일본식)으로 해보거나 한국식(일본식)을 서양식으로 해보거나

하는 시도도 좋습니다.

질리지 않는 것이 비결입니다.

닭 뼈만이 아니라 돼지 뼈나 소뼈를 사용하는 등의 변화를 주면 즐겁게 계속할 수 있습니다.

만사 귀찮은 사람을 위한 초고속 레시피 '된장, 김, 맛국물'

필자의 레시피를 보고 이렇게 생각하는 사람도 있을 것입니다.

"이렇게 준비를 많이 해야 하나요?"

평소에도 요리를 자주 하는 사람이라면 큰 부담이 되지 않을 것입니다.

그러나 요리를 자주 하지 않거나 요리를 안 하고 외식을 주로 하는 사람은 어떻게 해야 하나 걱정이 앞서서 '나는 어렵겠어'라는 생각이 들 것입니다.

걱정하지 마세요. 앞에서 필자가 소개한 구체적인 예는 중급자 이상에 해당합니다.

운동을 습관화하고 있는 사람의 스포츠용품처럼 이것도 저것도 갖추다 보면 늘어납니다.

그러므로 초보자는 좀 더 쉽게 해도 괜찮습니다. 해나가면서 자신에게 편한 방법을 찾아서 요리하면 됩니다.

여기에서는 **아무리 바빠도 5분 만에 만들 수 있는 레시피**를 소개합니다.

> 아침 : 허브 셰이크, 카페 라테
>
> 점심 : 생과일주스, 루이보스 라테
>
> 저녁 : 맛국물로 만든 된장국+김

허브 셰이크는 제3장에서 소개했듯이 **사일륨(Psyllium)+이후에 소개하는 장기별 허브, 물을 섞어서 마시기만** 하면 됩니다.

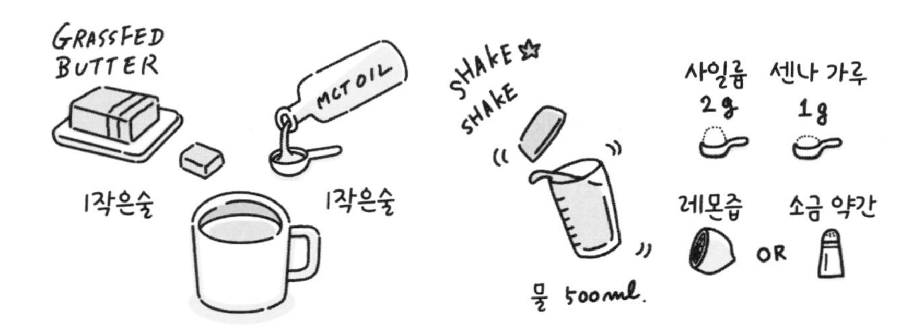

프로테인 셰이커 등으로 섞으면 만들기 쉽습니다. 참고로 **아무 맛도 나지 않으니까 레몬즙이나 소금을 섞으면 좋습니다.**

주스는 가공품이 아니라 신선한 것을 만들면 됩니다.

레몬이든 오렌지든 제철 과일을 주서기(착즙기)로 짜면 됩니다. **보존료가 들어간 가공품이 아니라 직접 짜는 주스라면 세세한 것은 신경 쓰지 않아도 됩니다.**

"겨우 이 정도?"라고 불안해하는 사람도 있을 것입니다.

세세한 것을 신경 쓰면 영원히 시작할 수 없습니다.

1회째는 적당히 해도 되니까 일단 시작합시다. 하면 할수록 개선됩니다.

처음에는 이게 맞나 하고 누구라도 생각합니다.

그러나 돌다리를 너무 두들기는 바람에 부서져서 건널 수 없게 되면 곤란합니다. 일단 세세한 부분은 신경 쓰지 말고 첫발을 내디뎌 봅시다.

다음은 장기(臟器)와 그에 대응한 허브에 관해서 설명하겠습니다.

독(毒) 덩어리로 가득한 장(腸)을 깨끗이 세척하는 허브

해독 패스팅은 '장(腸)' 세척에서 시작합니다.

생활 습관으로 인해 현대인의 장(腸)은 오래된 대변이 달라붙어서 지저분합니다. '배가 볼록'하게 나온 사람은 특히 더 대변으로 가득합니다.

충격적이겠지만, **많은 현대인의 장은 도시의 하수도만큼 더럽습니다.** 오폐수가 흘러나와 지독한 냄새를 풍기는 상황을 떠올려 보십시오.

장(腸)이 막혀 있다면, 간장(肝臟)이나 신장(腎臟) 등의 장기(臟器)를 해독했을 때도 역류하고 맙니다.

그러므로 일단 장을 시골의 깨끗한 강물과 같은 상태로 되돌려야 합니다.

이렇게 말하면, "내 장은 그렇게 더럽지 않아요! 발효 식품을 자주 먹으면서 장내 환경을 깨끗하게 유지하고 있다고요"라고 말하는 사람이 있습니다.

그러나 '해독(디톡스)'의 허브로 세척하면, '이런 것이 나오다니!'라고 놀랄 정도의 뭔가가 나와서 말문이 막힙니다.

그리고 사람에 따라서는 다음과 같은 질환이 개선되기도 합니다.

- 꽃가루 알레르기
- 류머티즘성 관절염
- 정신 건강

그런데 얼핏 봐서는 장(腸)과 별 관계가 없는 증상인데 개선될까요?

제3장에서도 설명했듯 장(腸)이 지저분하다는 것은 소화·흡수만이 아니라 장내 세균이 활동할 수 없는 상태입니다.

꽃가루 알레르기나 류머티즘성 관절염은 면역체계의 이상입니다.

면역체계의 70%가 장(腸)에 존재합니다. 면역체계가 잘 작동하려면 장내 세균의 활동이 꼭 필요합니다.

또 '행복 호르몬'이라고 불리는 **세로토닌도 약 70%를 장내 세균이 생성하기 때문에 정신적으로도 안정**됩니다.

제2차 세계대전 후 식생활 변화로 현대인의 장(腸)은 쓰레기로 가득 차 있습니다. 장내 세균이 살기 힘들 정도로 환경이 악화하고 있습니다.

대장암 발생률이 식생활 변화 후 5배 이상으로 늘어난 점만 봐도 알 수 있습니다.

엑스레이 등으로 봐도 장(腸) 곳곳에 대변이 쌓인 사람이 많으며, 장이 뒤틀려 있는 사람도 상당수 있습니다.

해독(디톡스)을 하면 특유의 냄새와 함께 석유 유래 음식이나 식품첨가물의 찌꺼기를 눈으로 확인하고 처음으로 자신의 장(腸)이 얼마나 더러운지 알아차리게 됩니다.

발효 식품을 먹는 등 장내 환경을 신경 쓰고 있어도 그건 뜨거운 돌에 물 붓기라는 점을 이해할 것입니다.

한번은 모든 더러움이나 쓰레기를 배출한 후 장내 세균이 쾌적하게 살 수 있는 시골의 맑은 물과 같은 상태로 되돌려 봅시다.

이를 위해 사용하는 허브는 다음 두 종류입니다.

①장(腸)의 독소를 떠오르게 하는 허브(사일륨)

②연동운동을 촉진하는 허브(센나 또는 허브차)

사일륨은 우리 주위에서 볼 수 있는 인도산 차전초의 일종입니다. 물을 흡수하면 20배나 부풀어 오르고 젤리 상태가 됩니다.

앞 장에서 장내 세균의 먹이가 되는 수용성 식이섬유라고 설명했지만, **장(腸)에 쌓인 독소를 흡수해서 떠오르게 하는 작용**도 합니다.

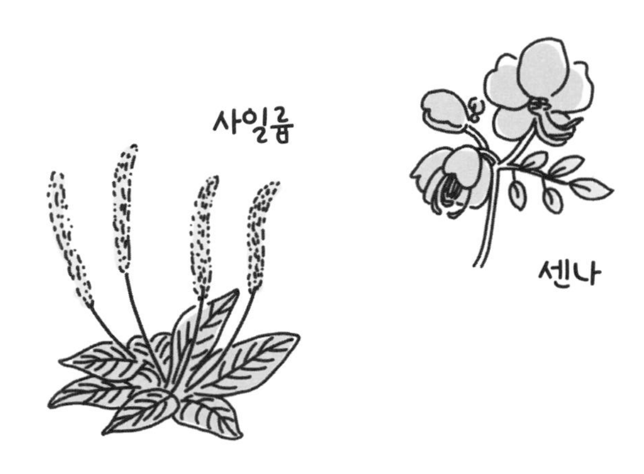

사일륨으로 떠오른 독소는 **장(腸)의 신경을 자극하는 안트라퀴논(Anthraquinone) 유도체의 '센노사이드(Sennoside)' 함유 센나**를 마시면 단번에 외부로 배출됩니다. 평소 배변 활동에 문제가 없다면 동일한 센나와 비슷한 자극이 덜한 허브차를 마십니다.

장(腸) 해독(디톡스) 패스팅(단식) 중에는 아침에 ①과 ②를 블렌딩한 허브 셰이크를 만들어서 마십니다.

물 500mL당 사일륨 2g, 센나 1g을 추천합니다.

4일간 설사와 같은 배변을 계속하는데, 해독이 되는 상태라고 생각하면 됩니다.

지방으로 뚱뚱해진 '간장'을 깨끗이 세척하는 허브

사람의 최대 해독(解毒)과 대사를 관장하는 장기(臟器)가 바로 '간장(肝臟)'입니다.

간장이 지저분하면 사람은 '생명력=바이탈리티(Vitality)'를 잃습니다.

간장은 식재료를 조리해서 냉장고에 보관하는 주방과 같은 역할을 합니다. 대사나 해독 등 500가지 이상의 기능을 관장하는 화학 공장과 같은 작용도 합니다.

현대인의 30% 정도가 '지방간(脂肪肝)'이라고 합니다. 프랑스어로는 '푸아(Foie, 간장)·그라(gras, 지방)' 상태입니다. 즉 기름때가 많이 끼인 주방이 되어 영양을 만드는 기능이 저하되고 있습니다.

간장에서 독(毒)을 깨끗하게 씻어 내면, 다음과 같은 일이 일어납니다.

- 간기능(肝機能)의 수치가 원래대로 돌아간다.

• 쉽게 피곤해지지 않는다.

간장은 활동성을 관장하는 장기입니다. 자신이 파괴될 때까지 움직이기 때문에 '침묵의 장기'라고도 불립니다. 가끔은 일을 멈추게 하고 회복시킬 필요가 있습니다.

'나는 술을 마시지 않아서 괜찮습니다'라고 말하는 사람도 있을 것입니다.

그러나 현대에서는 꼭 술 때문에 간장이 병을 얻는다고는 단언할 수 없습니다.

현대인은 3분의 1이 지방간이라고 말할 정도로 증가 추세를 보입니다. 이것은 성별이나 음주 여부와 상관없습니다.

현대에서 지방간의 가장 큰 원인은 '독(毒)'의 과잉 섭취입니다. 독이란 식품첨가물이나 약 등 자연에 존재하지 않는 성분입니다.

간장은 자연계에 존재하지 않는 물질을 독이라고 인식하고 해독을 시도합니다.

가령 서플리먼트나 약 등을 '몸에 좋다고 섭취'해도 간장에는 이물질 이외에 아무것도 아니므로 빨리 해독을 시도합니다.

어느 정도 해독은 가능하겠지만, 한계량을 초과하면 어떻게 될까요?

독을 지방으로 감싸서 무해화한 후 간장에 모아 둡니다. 이것이 간장에 붙은 지방의 정체입니다.

주방에서 모두 처리할 수 없었던 쓰레기를 쓰레기봉투에 넣어 주변에 방치해 놓은 상태가 바로 지방간입니다.

이것이 쌓이고 쌓여서 심할 경우에는 간경변(肝硬變)에 이르게 됩니다.

그러나 포기할 필요는 없습니다.

간장은 재생하기 쉬운 장기입니다. 허브를 사용해서 세척하면 재생됩니다.

이때 사용하는 허브는 다음 두 종류입니다.

①간장의 세포 재생을 촉진하는 허브(밀크시슬)

②간장의 기능을 강화하는 허브(단델리온 : 민들레)

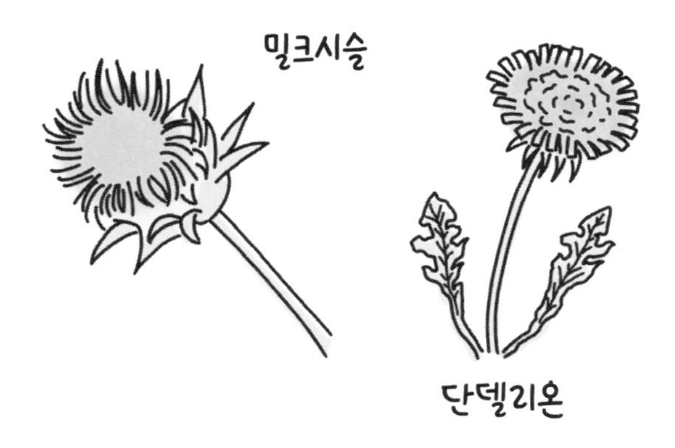

밀크시슬(Milk Thistle)의 어원은 다른 엉겅퀴 종류와 달리 잎에 유백(밀크)색의 무늬가 있어서 붙은 이름입니다.

고대 로마 시대에서 **간장 기능 장애와 모유 분비 촉진**을 위해 사용되었습니다.

미국과 독일의 연구에 따르면 **함유 성분의 실리마린(Silymarin)이 간세포 재생을 촉진한다**고 알려져 있습니다.

단델리온(Dandelion : 민들레)는 담즙 생성을 촉진하고 **간장에 축적된 지방을 배출할 때 지원하는 역할**을 합니다.

민들레는 이른 봄에 일제히 피지만, 유럽에서는 전통적으로 겨

울에 축적된 독을 배출하기 위해 사용해 왔습니다.

간장 해독 패스팅 중에는 아침에 ①과 사일륨을 블렌딩한 허브 셰이크를 만들어서 마시고, 낮에는 ②의 허브티(민들레차)를 마십니다.

아침의 허브 셰이크는 물 500mL당 사일륨 2g, 밀크시슬 1g을 권장합니다. 낮의 허브티는 인터넷 등에서 구입할 수 있는 민들레차도 괜찮습니다.

꽉 막힌 '신장'을 깨끗이 세척하는 허브

사람 혈액의 정화·순환을 담당하는 기관은 '신장(腎臟)'입니다.

신장이 지저분하면 늙는다고 합니다.

신장은 혈액의 쓰레기를 걸러내는 필터입니다. 이것이 막히면 어떻게 될까요? 혈액은 늘 독으로 오염된 상태가 될 것입니다.

신장이 기능 저하를 일으키면 피부 윤기가 사라지고 주름과 흰머리가 늘어납니다.

현대인의 30% 정도가 '만성 신장병'이라고 합니다.

노화할수록 당연히 이 비율이 높아집니다.

신장에 축적된 독을 청소하면 이런 일이 일어납니다.

- 부기가 가라앉는다.
- 빈뇨가 나았다.
- 피부에 윤기가 난다.
- 흰머리가 줄고 머리카락이 검어졌다.

이 내용은 모두 혈액 및 혈행 상태와 관련이 있습니다.

신장은 전신의 혈액을 하루에 150리터나 여과합니다.

쿨러 등 공조 필터가 모래로 막혀 있는 상태를 상상해 보세요. 게다가 한 번도 세척한 적이 없다면 좋은 공기가 아니라 더러워진 공기가 순환하게 됩니다.

'해독'을 하지 않은 채 방치하면, 막힘이 발생해 혈액 상태가 불량해지고 흰머리나 주름이 발생합니다. 그리고 그대로 놔두면 요실금으로 이어집니다.

신장은 간장과 마찬가지로 파괴될 때까지 계속 일하는 '침묵의 장기'입니다.

그래서 어느 날 갑자기 심한 통증을 느끼고 결석이 생겨 긴급 입원하는 사람도 있습니다.

'신장 기능은 안정되어 있고 몸에 좋지 않은 먹거리는 먹지 않습니다'라고 말하는 사람이 있습니다.

그러나 앞에서 언급했듯이 현대인의 30% 정도가 '만성 신장병'을 앓고 있습니다.

유전적인 이유만으로는 '신장병(腎臟病)'이 발병하지 않습니다.

한 세대 전에 퓨린체(Purine體)를 과다 섭취하면 신장에 안 좋다고 했지만, 지금은 **햄이나 컵라면 등 가공물에 함유된 인산(燐酸)이 원인**이라고 알려져 있습니다.

우리 주변에는 인산이 함유된 가공식품이 아주 많습니다. 그래서 인산 함유 가공식품을 피할 수 없어 신장에 결석이 생기기도 합니다.

증상이 심해지면 사람에 따라서는 인공투석을 하게 됩니다.

어찌 됐든 80대가 되면 신장 기능이 30대의 절반 정도로 저하합니다. 요실금이 일어나는 것도 이 때문입니다.

이렇게 되기 전에 가능한 한 빨리 허브를 사용해서 세척을 시도합시다.

이때 사용하는 허브는 다음 두 종류입니다.

①신장의 세포 재생을 촉진하는 허브(우바우르시, 크랜베리)

②신장의 결석 배출을 촉진하는 허브(호스테일)

우바우르시(Uva-Ursi)는 영어로 bearberry leaf, 곰딸기 잎

이라는 의미입니다.

유럽에서는 13세기경부터 문헌에 등장하고 있으며, **신장에서 방광까지의 비뇨기계를 살균하고 염증을 억제하는 작용**을 한다고 알려져 있습니다.

미국에서는 이와 동일한 작용을 위해 크랜베리(Cranberry)가 사용해 왔기 때문에 우바우르시의 대체품으로 크랜베리도 가능합니다.

호스테일(Horsetail : 쇠뜨기)은 '토필(土筆 : 뱀밥)'이 나온 후 침엽수처럼 무성해지는 양치식물입니다.

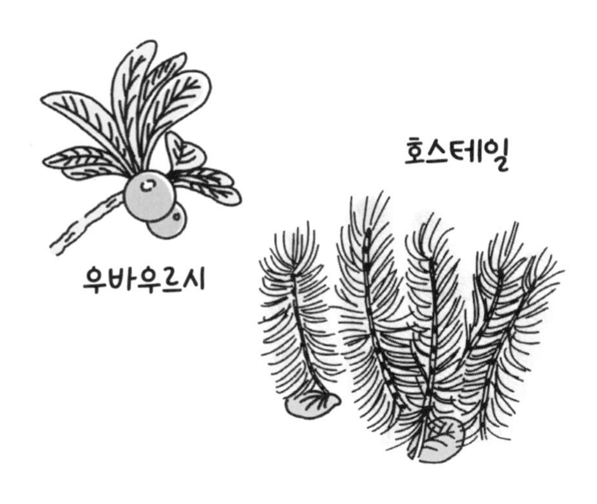

규소 등 미네랄을 많이 함유하고 있어 결석 배출 작용을 합니다.

유럽에서는 류머티즘성 관절염에 효과가 있는 만능 약으로 사용하고 있습니다.

동양에서는 방광염 등의 증상이 있을 때, 쇠뜨기로 뒷물하는 전통이 있습니다.

신장의 해독 패스팅 중에는 아침에 ①과 사일륨을 블렌딩한 허브 셰이크를 마시고, 낮에는 ②의 허브티(쇠뜨기차)를 마십니다.

아침의 허브 셰이크는 물 500mL당 사일륨 2g, 우바우르시 1g 정도 비율이 좋습니다. 낮의 허브티는 인터넷 등에서 구입할 수 있는 쇠뜨기차도 괜찮습니다.

자, 여기까지 3개 장기(臟器)의 해독(디톡스)에 관한 설명을 완료했습니다.

소개한 허브의 분량 기준은 잘 참고하고, 과다 섭취 등은 삼가해 주기 바랍니다.

해독하는 4일간을 큰 어려움 없이 즐겨 주기 바랍니다.

왜 '해독 후'를 떠올릴 필요가 있을까?

일반적인 패스팅 관련 책이라면 단식이 끝난 후의 **회복식**에 관해 자세하게 지시하는 내용이 반드시 실려 있습니다. 그러나 너무 자세히 설명하면 도리어 어렵게 느껴지기 때문에 이 책에서는 회복식을 먹을 때의 주의점만 언급하겠습니다.

- **소화에 부담이 되는 것은 피한다.**
- **독이 들어간 것은 피한다.**
- **액상이 될 때까지 잘 씹는다.**

이 3가지를 주의해서 섭취하면 특별히 문제는 없습니다.

그러면 제4장의 마지막에 해독을 올바르게 끝내는 요령에 대해 알려 드리겠습니다.

지금은 상상도 되지 않겠지만, **올바른 방법으로 해독 패스팅을 하면 끝난 순간에 다음 패스팅이 기대되고 막 설렙니다.**

이런 후기를 받은 적이 있습니다.

“지난번에 4일간을 했는데, 정말 이 정도로 되나 하는 생각이 들 정도로 순식간에 끝나 버리고 말았어요. 다음 패스팅이 너무 기대돼요.”

하지만 너무 기대된다고 해서 과도하게 하면 안 됩니다.

1주일 이상 장기간 하고 싶다면, 4일을 몇 번 정도 하고 나서 하기를 바랍니다.

예전에 필자도 후기처럼 생각하고 마음 가는 대로 했다가 순식간에 한 달을 넘어서 40일 이상 한 적이 있었습니다.

그때 살이 너무 빠져서 아내에게 ‘빨래판’이라는 말을 들었을 정도입니다.

요가는 하지 않는데도 배와 등이 요가 수행자처럼 되어 버렸습니다.

‘이대로라면 현실 세계로 돌아갈 수 없겠다’는 위기감을 느끼고 중단했습니다.

아주 드물게 너무 즐거워서 현실 세계로 돌아오지 못하는 사람도 있습니다. 마물(魔物)을 쓰러뜨리기 위해 동굴로 들어가기는 했는데, 돌아오지 못하는 상태입니다.

충분한 해독(디톡스)을 마쳤는데, '아직 나는 해독이 부족하다'며 해독을 계속합니다. 마침내는 '바싹 말라 몸에서 생기가 빠져나가고 오히려 독살스러운 분위기'를 풍기게 됩니다.

오토파지의 가속화 버튼을 끄지 않으면 점점 말라서 근육이 다 빠져 버리고 맙니다.

해독을 시작한 목적은 **'건강한 몸이 되어 지금까지보다 활기차고 생기로 가득한 인생을 보내기 위해서'**인데 저도 모르게 해독 자체가 목적이 되어 버려 보이지 않는 목표를 추구하는 사람이 되고 맙니다.

이러한 함정에 빠지지 않으려면 이것을 명심해야 합니다.

3개 장기(臟器)를 세척하면 일단 끝입니다.

부족한 느낌이 드는 장기도 있을 것입니다.

그때는 시간을 두고 다시 한번 도전합니다.

지나침은 아니함만 못합니다.

해독 패스팅을 지나치게 하지 않으려면 요령이 있습니다.

'망상'이라도 상관없습니다. 해독 후의 미래를 선명하게 그려 보는 것입니다.

구체적으로는 다음 달 어떻게 하고 싶은지가 아니라 1년 후의 나를 천천히 구체적으로 상상합니다.

'마물(魔物)'을 모두 배출한 후, 해독 후의 이상적인 자신의 모습을 생생히, 자신이 설렐 정도까지 선명하게 생각해 봅니다.

"왜 해독을 하는가."

해독 패스팅을 시작하기 전에 자신의 이상적인 미래를 그려봅니다.

그리고 한발 더 나아가서…

"해독을 끝낸 후 어떤 세계를 만들고 싶은가"를 생각합니다.

해독(디톡스) 패스팅(단식)을 시작하기 전에 먼저 미래를 구체화하세요.

이것이 '해독' 사용설명서를 잘 활용하는 비법입니다.

제5장

'해독'으로 진짜 '나'를 깨운다

해독 후 처음으로 본 세상

"아~, 바다가 이렇게나 아름다웠구나!"

프랑스에서 귀국하고 몇 년 후 필자는 고향인 오키나와의 미야코지마(宮古島)섬 해변에 서서 이렇게 탄식했습니다.

미야코지마섬의 해변은 '동양에서 가장 아름답다'고 알려져 있습니다.

이곳을 찾는 사람이라면 누구나가 하는 말입니다.

그러나 필자가 두꺼비 같은 모습이었던 몇 년 전에는 이런 말을 하리라곤 상상도 못했습니다.

20대 필자는 이 아름다운 해변을 좋아할 수 없었습니다. 아니, 증오하고 있었습니다.

왜 그렇게 생각했을까요?

스무 살 때로 거슬러 올라가 봅시다.

당시 필자는 '의사가 되고 싶어서' 재수를 하고 있었습니다.

특별한 동기가 있어서가 아닙니다. 단지 할머니 집안이 의사 집안이었기 때문이었습니다.

고등학생이 되었을 때 불현듯 "의과대학에 간다! 갈 거면 도쿄대학이다!"라고 마음먹고 입시 공부를 시작했습니다.

그런데 시험 결과에 좌절하고 말았습니다. 성적이 생각만큼 좋아지지 않았습니다.

재수 생활이 기다리고 있었습니다.

재수는 후쿠오카(福岡)에서 했지만, 삼수는 미야코지마섬에서 하게 되었습니다.

섬에는 고등학교 동창생이 한 명도 없었습니다.

저녁 무렵 공부에 지친 필자는 무리에서 떨어진 철새처럼 해변에 혼자 앉아 수평선을 바라보곤 했습니다.

그리고 마음속에서 이렇게 중얼거렸습니다.

"이 해변만 없다면……"

눈앞의 해변이 필자를 가둔 감옥처럼 느껴졌습니다.

필자는 인생에서 처음으로 좌절을 경험했습니다.

삼수도 했으니 변명도 할 수 없습니다. 필자 자신의 능력 부족이라는 잔인한 현실을 인정할 수밖에 없습니다.

그러나 현실을 있는 그대로 받아들일 수 없었습니다. 시골에서 태어난 것, 환경이 좋지 않다는 것을 핑계로 댔습니다.

필자에게 있어 '동양에서 가장 아름다운' 해변은 필자의 가능성을 가둔 감옥이었습니다.

20대에 고향으로 돌아왔을 때도 이 해변에는 들르지 않았습니다.

도시에 사는 두꺼비는 해변이 너무 반짝거려서 탁한 눈으로는 똑바로 바라볼 수 없었습니다.

그런데 할머니가 돌아가셔서 집에 돌아왔을 때 필자는 처음으로 자신의 가족에 대해서 자세히 알게 되었습니다. 그러자 해변이 다른 모습으로 눈앞에 나타났습니다.

해변은 필자를 가둔 '감옥'이 아니라 무한한 가능성이 펼쳐지는 아름다운 장소로 바뀌었습니다.

해독을 하면, 왠지 하고 싶은 일이 보인다

허브(약초)를 사용한 해독 패스팅에는 '진심으로 하고 싶은 것'을 발견하게 만드는 신비한 힘이 있습니다.

바쁜 일상생활로 곁눈질조차 할 시간이 없어서 볼 수 없었던 인생의 목적, 좀 더 과장되게 말하면 자신의 '사명'과 같은 것까지 발견하게 만드는 힘이 있습니다.

어떻게, 왜 이런 일이 일어날까요?

마지막 장에서 얘기해 볼까 합니다.

지금도 필자는 매일 약초에 대해서 가르치고 해독 패스팅(Fasting : 단식=초저칼로리에 의한 식이요법) 관련 강연을 합니다.

필자의 이야기를 처음 들은 사람은 필자가 미야코지마섬 출신이라는 것을 알고 필시 어렸을 때부터 자연이 풍요로운 미야코지마섬에서 약초를 접한 약초 마니아고 약초에 관해 오랫동안 연구해 왔을 것으로 생각하기도 합니다.

그러나 그렇지 않습니다.

어릴 때부터 약초를 공부하고 오로지 약초만을 위해 살아오지 않았습니다.

옛날부터 건강 지향적인 사람이었다면 두꺼비 같은 모습으로 변하지 않았을 것입니다.

할머니의 약초차를 마시기는 했지만, 주변에서 파는 차 정도로 생각했고 미야코지마섬에 자생하는 약초도 단지 잡초로 인식했습니다.

필자는 오랫동안 자신이 정말로 하고 싶은 것이 무엇인지 생각해 본 적이 없었습니다.

20대 때 자주 읽던 자기계발서에 사명을 찾으라는 말이 나오기도 했지만 진짜 있겠냐고 의심했습니다.

대학의 연구자를 지향하던 때 가끔 왜 당신은 철학을 연구하느냐는 질문을 받았습니다.

그러나 제대로 대답하지 못하고 단지 책 읽는 것을 좋아해서라고 대답하며 어물쩍 화제를 돌렸습니다.

그런데 '해독'을 하고 미야코지마섬에 돌아갔을 때, 어렸을 때 할머니가 약초차를 만들었던 기억을 20년 만에 떠올랐습니다.

"나는 왜 의사가 되고 싶었나? 그 후 프랑스 문학부에 진학해서 철학 연구자가 되기 위해 공부했는데, 왜 약초 연구에 몰두하게 되었나?"

얼핏 보면 맥락 없는 에피소드가 단번에 연결되기 시작하더니 보이지 않던 인생 시나리오가 확실하게 보이기 시작했습니다.

인생 시나리오를 다시 쓰는 이유

해독 패스팅에는 몸을 정화하는 것만이 아니라 따로 존재하는 인생의 점과 점을 이어 인생 시나리오를 다시 쓰게 만드는 힘이 있습니다.

이것은 필자에게 한정된 이야기가 아닙니다.

후쿠오카에서 교실을 운영하는 M씨(60대 후반 여성)의 말입니다.

"해독 패스팅을 하자 타이어처럼 딱딱한 고무 덩어리 같은 것이 엉덩이에서 나오더니 20년 이상 골칫덩어리였던 난치병인 류머티즘 관절염이 싹 사라졌어요."

"그것만이 아니랍니다."

"지금껏 계획으로만 그쳤던 일을 실제로 실행하게 되었어요. 지금 정말 즐거워요!"

처음에는 나이가 들면서 떨어진 체력을 되돌리고자 시작한 해독 패스팅이었는데, 해독 패스팅 덕분에 마음만 있고 좀처럼 시작할 수 없었던 예술가로서의 활동을 시작하게 되었다고 합니다.

M씨에 따르면 계획을 실행하려면 어떤 것을 포기해야 했다고 합니다. 그렇게 하려면 많은 세미나에 참석하고 공부도 하고 또 도와주는 사람도 필요했습니다.

그런데 이런 일련의 일들이 잘 풀리지 않고 있었습니다.

그런데 해독 패스팅을 끝내자마자 일이 순식간에 잘 풀리더니 빠른 속도로 진행되기 시작했습니다.

가장 먼저 해야 하는 것이 자연스럽게 보이기 시작하더니 도와주는 사람이 나타났습니다.

지금까지 자신이 열심히 하지 않으면 움직이지 않았던 교실에 이전보다도 많은 학생이 다니게 되었고 자신이 진짜 하고 싶은 활동에 전념할 수 있게 되었다고 합니다.

M씨만이 아니라 많은 사람이 '해독(解毒)'으로 인생 시나리오

를 다시 쓰게 되었습니다.

본인에게 직접 에피소드를 듣고 필자도 '해독 전후의 인생' 차이에 놀라곤 합니다.

최근에는 이런 이야기가 너무 당연해져서 예전처럼 의자에서 떨어질 정도로 놀라는 일은 적어졌습니다.

하지만 각자가 다른 인생 시나리오를 가지고 태어났고 그것을 알아차렸을 때 극적으로 변하면서 빛을 발하는 모습을 볼 때마다 늘 감동합니다.

그런데 왜 **'해독 후'에는 새로운 마법에 걸린 듯 변신**하게 되는 걸까요?

허브가 가진 '개성을 최대화하는 힘'

해독 패스팅을 하면 왜 자신만의 인생 시나리오를 알아차리고 다시 쓰게 되는 걸까요?

물론 몸에 쌓여 기능을 제한시키는 독을 배출하기 때문에 몸이 건강해지고 머리도 맑아진다는 말은 이치에 맞습니다.

일반적인 정답은 '생산성이 올라가기 때문'입니다.

이에 대해서는 논란의 여지가 없습니다.

이 정도에서 이야기를 끝내도 됩니다.

그러나 그것을 넘어서서 자신의 개성을 자각하고 진심으로 하고 싶은 것을 발견하도록 도와줍니다. 이렇듯 정신적으로도 영향을 미칩니다.

도대체 이유가 뭘까요?

일반적인 패스팅(단식)으로는 이런 현상을 경험할 수 없습니다.

그렇다면 그 비밀은 약초=허브 사용에 있다고 생각할 수밖에 없습니다. 실제로 필자는 몇 가지 이유로 그렇게 생각합니다.

먼저 허브가 가진 '개인의 힘을 활성화하는 효과'입니다.

허브라고 하면, 뭔가 '그 사람의 잠든 힘을 각성시킨다'라는 이미지를 가진 사람도 있습니다.

정신을 일시적으로 각성시키는 힘, 사람에 따라서는 카페인의 강력한 버전이라고 생각하는 사람도 있을 수 있습니다.

그러나 전통 약초학에서는 그렇게 생각하지 않습니다.

외부에서 힘을 가해 바꾸는 것이 아니라 내부의 힘을 끌어낸다는 접근법을 사용합니다.

일반적으로 우리는 '약'이라고 하면 증상을 억제하는 작용을 떠올립니다.

감기에 걸리면 '열을 내리고 기침을 억제하는 약'을 먹습니다.

그러나 전통 약초학에서는 '열을 올리고 기침을 늘리는' 이른바 증상을 가속해 자연치유력을 활성화하는 쪽으로 유도해서 치유합니다.

증상을 억제하는 것이 아니라 본래 인간이 지닌 자연치유력을 회복시켜 '독으로 독을 제어한다'는 접근법을 사용합니다.

이 접근법의 근저에는 병이란 어떠한 정체가 발생해 균형이 깨져서 발생한 것으로, 사람은 원래 병을 스스로 치유하는 생명력을 지니고 있다는 생각이 깔려 있습니다.

이 깨진 균형을 되돌리기 위해 자극을 부여하여 조화를 되돌리는 도구로 약초가 사용됩니다.

서양 약초학에서는 몸이 부조화를 일으켜 생명력을 발휘하지 못해 병이 발병한다고 생각했습니다.

옛날 약초가(藥草家)는 그 사람의 개성을 닮은 '생명력 넘치는' 약초를 처방해 생명력을 발휘할 수 있게 도왔습니다.

약초에는 개성에 따라 '자연 면역력'을 최대화하는 힘이 있고 아주 오래전부터 인류는 그 힘을 사용해 왔던 것입니다.

모든 장기(臟器)에 '고맙다'

사람에게는 각자의 개성이 있고, 인생 경험이 있습니다.

그리고 그에 따라 독(毒)이 쌓여 있는 장기(臟器)가 다릅니다.

개성을 발휘하기 위한 힘을 가지고 있음에도 불구하고 다양한 이유로 봉인되어 있는 것입니다.

알고 있다시피 일본 사회에서는 개인의 개성을 중시하지 않습니다.

"당신의 개성은 무엇인가요? 당신의 강점은 무엇인가요?"

이런 질문에 바로 '이것입니다'라고 대답하면 분위기 파악을 못하는 사람으로 취급받기도 합니다. 일반적으로 사회생활을 잘하려면 규칙에 맞출 필요가 있습니다.

특히 일본 사회는 이러한 동조 압력이 강하기 때문에 개성적인 것은 간단하지 않습니다.

'이래야 한다' '저래야 한다'며 각자의 개성을 억누르지 않을 수 없습니다.

해독 패스팅은 이 '자기 자신의 개성'에 눈을 돌리는 계기가 되지 않을까 생각합니다.

우리가 의식하고 있지 않지만, 각 장기는 생명을 지탱하기 위해 매일 자신의 위치에서 쉬지 않고 열심히 일하고 있습니다.

해독 패스팅은 항상 열심히 일하는 장기를 "가끔은 좀 쉬고 그래"라고 격려하고 위로하는 마음을 담아 세척하는 행위입니다.

일단 쉬게 하고 허브에 의해 자극을 주어 장기의 재생을 촉진합니다.

이미지로써는 각각의 장기의 소리에 귀를 기울여 스포트라이트를 향해 '항상 고맙다'라고 감사를 전하는 것이 아닌가 생각합니다.

물론 장기(臟器)는 말을 못해서 말로 대화하는 일은 불가능합니다.

그러나 말을 할 수 없다고 해도 감사의 마음을 가질 필요가 있습니다.

장기는 우리가 아무리 함부로 대해도 불평하지 않고 우리의 생명이 멈추지 않도록 계속 움직이고 있습니다. '고맙습니다'라고 감사의 마음을 전하는 것이 중요합니다.

어쩌면 '장기와 이야기를 하다니 도대체 무슨 말이야'라고 생각하는 사람도 있을 것입니다.

하지만 필자는 이렇게 생각합니다.

'하나하나의 장기를 챙기는 것 자체가 개성을 갖고, 세상에 하나뿐인 시나리오를 갖고, 그것을 하기 위해 활용되고 있는 것으로 이어지고 있습니다.'

'더 나아가 뭔가 큰 존재의 혜택을 받고 응원받는 것처럼 느낄 수 있습니다.'

적어도 이러한 알아차림의 계기가 된다고 생각합니다.

그리고 사명의 씨가 싹을 틔우지 않을까요?

필자가 이렇게 생각하게 된 계기는 **폐의 난치병이 발각되어 죽음을 느꼈을 때**였습니다.

구멍이 숭숭 난 폐(肺)가 치유된 날

어느 날 아침, 산책을 하고 있었습니다. 갑자기 폐가 아프더니 숨 쉬는 게 힘들어져서 그길로 병원으로 달려갔습니다.

"기흉(氣胸)입니다."

그래서 갑자기 입원하게 되었습니다.

수술 후 폐가 정상 상태로 돌아와 다음날 퇴원했습니다.

그런데 이틀 후 다시 폐에 통증을 느꼈습니다. 역시 같은 진단이었습니다.

다시 수술하고 또 이틀 후에 퇴원했습니다. 그리고 또다시 입원했습니다. 분명히 일반적인 기흉과는 달랐습니다. **1개월 동안 입원과 퇴원을 일곱 번이나 반복했습니다.**

너무나 '이상했던' 필자는 직접 조사했습니다. 그리고 **유전성 난치병**이라는 사실을 알게 되었습니다.

필자의 집안이 일본에 몇 안 되는 폐와 관련된 유전성 난치병을 앓는 집안이라는 점을 알게 되었습니다. 그러고 보니 할머니도

폐질환(肺疾患)으로 고통스러워했습니다.

필자는 폐 자체를 메시(Mesh : 그물망)로 덮는 수술을 마치고 일상생활로 일단 돌아왔습니다. 그런데 2년 후에 재발했습니다.

그래서 폐에 금속관을 삽입했습니다.

삽입한 10cm 관은 기침하는 것만으로 엄청난 통증을 유발했습니다.

어느 날 새벽 2시경이었습니다.

갑자기 천장 구석을 보며, 이렇게 중얼거렸습니다.

"아프다. 어떻게 하면 나을까?"

답을 구하고 있는 것이 아니라 그냥 누군가가 들어줬으면 하는 심정으로 혼잣말을 했습니다.

그때 신기하게도 천장 구석에서 **"너는 무엇을 위해 살고 있나?"** 라는 소리가 들리는 것 같았습니다.

삽입된 금속관이 일으키는 통증이 멈췄으면 좋겠다고 호소하고 있는데, 삶의 의의(意義)를 묻다니 싶었지만, 필자는 그 질문에 대답하지 못했습니다.

다음 날 아침 일어나서 잠시 있는데, 갑자기 도서관에 가야겠다는 생각이 들었습니다.

프랑스의 허브와 아로마를 사용한 자연요법이라는 책을 발견했습니다.

지푸라기라도 잡는 심정으로 필자는 그 요법을 시도해 봤습니다.

식물 에센스를 흡입한 다음 5초 동안 숨을 멈춘 후 토해 냅니다. 그렇게 해서 폐의 세포에 식물의 에센스를 전달하는 방법입니다.

호흡하던 중 지금까지 폐에 대해서 생각해 본 적이 없다는 사실을 알아차렸습니다. 이 장기가 멈추면 몇 분 후에 죽습니다. 특히 필자는 유전적으로 폐에 구멍이 뚫려 있어서 필자를 살리는 것은 힘들 것입니다.

이틀째 저녁, 필자는 이렇게 중얼거렸습니다.

"구멍이 숭숭 뚫렸는데, 부풀어 오르네. 쉬지 않고 움직여 줘서 고마워."

다음 날 아침, 일어났더니 금속관에 연결된 공기통에 핏덩어리가 나와 있었습니다. 놀라서 병원에 갔더니 이런 말을 들었습니다.

"나았네요. 관을 빼도 되겠어요."

단 3일이었습니다.

온갖 방도를 다 써도 소용이 없어서 포기하고 있었는데, 사흘 만에 회복되었습니다.

미야코지마섬 첫 '의사 집안'으로 키운 할머니의 가르침

왜 폐가 부풀어 올랐는지 당시에는 원인을 전혀 몰랐습니다. 그런데 할머니의 장례식날 알게 되었습니다.

할머니의 아버지, 그러니까 **필자의 진외증조부는 나가사키(長崎)의 데지마(出島)에서 공부한 후 미야코지마섬 첫 의사가 되었다고 합니다.** 할머니의 집안은 '의사 집안'이라고 불리고 있었고 할머니는 당시로써는 드물게 대학에 진학해 영양학을 공부했습니다.

그 후 할머니는 술만 마시고 일하지 않는 남편(필자의 할아버지) 대신 다섯 명의 아이를 키우기 위해 고등학교에서 교편을 잡았습니다.

정년퇴직했을 때 할머니는 무언가에 홀린 듯 큰 컴퓨터와 프린터를 사서 뭔가를 하기 시작했습니다. 바로 **약초차 판매**였습니다.

할머니 밑에서 자란 필자는 작고 마른 할머니가 엄청 바쁘게 움직이는 모습을 보며 존경하는 마음까지 생겼습니다.

"그러고 보니 그때의 차, 어떤 허브가 들어갔을까?"

서양 약초학 세계에 발을 담근 필자로서는 자연스러운 의문이었습니다.

장례식날 저녁, 필자는 할머니의 책장에서 작은 책자를 한 권 발견했습니다. 거기에는 이렇게 적혀 있었습니다.

'예부터 미야코지마섬의 전통 약초는 약선(藥膳), 약주(藥酒), 약차(藥茶), 약탕(藥湯)으로써 널리 사용되었으며 오늘날까지도 계승됐습니다. 그런데 화학약품이 넘쳐나는 현대에 와서는 잊히고 있습니다. 우리는 선조의 지혜와 경험을 새로운 관점에서 다시 생각해 봐야 합니다.'

이것을 읽었을 때 필자는 할머니가 왜 만년에 약초 알리기 활동을 시작했는지, 그 의미를 알 것 같았습니다.

할머니는 자주 '폐가 찌그러졌다'고 말하고는 쓰러졌습니다. 또 '쑥을 마시면 낫는다'며 정원의 쑥을 주스로 만들어서 마셨습니다.

할머니다운 방법으로 식물이 가진 힘을 활용하고 있었다고 생각합니다.

그리고 실제로 도움을 받고 있었기에 할머니는 갑자기 사명감에 불탄 듯 약초차 활동을 시작했다고 생각합니다.

자신과 같이 고통받는 누군가를 도왔을지도 모릅니다. 그렇게 생각하지 않았을까요.

다음날 필자는 대학 합격 기원을 위해 갔던 해변에 서 있었습니다.

태양이 머리 위에서 눈부시게 빛나고 있었습니다. 그리고 할머니가 데려와 줬던, 그날의 일을 떠올렸습니다.

나는 왜 프랑스에 가서 허브의 세계에 몰두하게 되었나.

그리고 어떻게 허브의 도움을 받아 폐를 소생시키고 지금 살고 있나.

이 두 점이 이어져 약초학을 가르치는 교실을 열게 되었습니다.

자연의 힘에 감사하면 길이 열린다

해독 패스팅(Fasting : 단식=초저칼로리에 의한 식이요법)을 하면 왜 사명이 생길까요. 아마도 자연의 힘에 '감사'하기 때문이 아닐까 생각합니다.

원래 사명이란 세계 어딘가의 누군가를 위해 자신의 생명을 사용해 무언가를 하고 싶다는 마음에서 태어납니다.

비뚤어져 있던 옛날의 필자는 '사명 따위는 개인의 욕망을 가장 그럴듯한 말로 포장해 정당화시켰을 뿐이며 오만의 산물이다'라고 빈정거리기도 했습니다.

그런데 필자는 약초의 힘 덕분에 목숨을 건졌을 때 다시 생각하게 되었습니다.

우리 인간을 위해 자연의 약초는 그곳에 존재하는 것이 아니라 우연히 그곳에 나 있을 뿐입니다.

약초는 인간이 만들어 낸 약이 아닙니다. 채소와 달리 우리가 키워 낸 것이 아닙니다.

우리 주변의 잡초로 태어나 방해꾼 취급받은 적도 있습니다.

필자는 그런 약초 덕에 목숨을 건졌습니다. 아무리 현대 의학의 지식을 총동원해도 낫지 않던 난치병이 단 3일 만에 치유되었습니다.

죽어 가던 필자의 폐 세포에 '살아!'라는 메시지를 전해 주었습니다.

필자의 폐에 숨을 불어넣었습니다.

과연 필자는 누구에게 감사해야 할까요?

자연은 '은혜를 갚으라는' 말을 하지 않습니다.

아무 말 하지 않고 도와줄 뿐입니다.

감사의 말 한마디 전할 상대가 없습니다.

은혜를 갚을 상대가 없습니다.

그저 자연이 무상으로 해준 것에 대해 어떻게 은혜를 갚으면 좋을까, 스스로 생각할 수밖에 없습니다. 자신이 알아서 행동할 뿐입니다.

갚을 상대가 없는 무상의 사랑을 받고 나서 '나는 어떻게 갚으면 좋을까'라고 생각하는 시점부터 사람은 자신의 '사명'을 찾기 시작하지 않을까요.

'나는 무엇을 할 수 있을까. 어떻게 하면 이 은혜를 갚을 수 있을까.'

해독 패스팅을 하면 이런 '질문'이 우리의 내부에서 솟아납니다.

이것이 축적되면 우리에게 '사명'을 부여하고 그렇게 해서 새로운 인생이 펼쳐집니다.

독을 배출한 후, 인생 시나리오가 움직이기 시작한다

지금까지 필자는 '해독'의 효능에 관해 설명했습니다. 그러나 솔직히 해독 패스팅 따위 하지 않아도 됩니다.

왜냐면 축적된 독을 배출하지 않아도 바로 죽는 것은 아니기 때문입니다. 독을 매일 섭취하고 있다고 해도 오래 사는 사람도 있습니다.

많은 사람이 독의 존재 따위 신경조차 쓰지 않습니다.

해독 패스팅 따위 평생하려고 생각도 하지 않는 사람이 대다수입니다.

그런데 어떠한 인연으로 여러분은 이 책을 읽게 되었습니다.

틀림없이 독을 배출해서 지금보다 건강해지고 싶을 것입니다.

그리고 어떤 목적으로 새로운 것을 해보고 싶을 것입니다.

이런 생각을 가진 여러분은 이 세상에서 드물게 존재하는 사람 중 한 명입니다.

혹시 여러분은 지금 '패스팅(단식) 같은 게 정말 가능할까?'라고 생각하고 있을지도 모릅니다.

그러나 이 책을 든 순간, 여기까지 읽은 지금 틀림없이 '어떤 고통도 없이 가능하다'고 단언합니다.

시험적으로 하루를 해보면, 다음 4일 정도는 쉽다고 생각할 것입니다.

여러분이 '해독'을 해보고 인생이 극적으로 바뀌는 순간을 체험해 봤으면 합니다. 장기(臟器)의 해독(解毒)이 잘 끝나면 아마도 평생 할 필요는 없다고 말할 겁니다.

독이 초래하는 불편한 건강을 해소하고 독의 존재로 인한 공포가 사실은 하잘것없다는 사실도 알았으면 합니다.

우리가 입에 올리는 독은 말할 것도 없이 인류가 만들어 낸 것입니다.

생활을 보다 풍부하게 하려고 하고, 자연에 손을 넣어, 인간 생활의 간편화나 합리화를 위해서 만들어진 것입니다.

문명의 이기로 만들어 낸 독이 몸에 축적되는 것을 알아차리게 만

들어 준 자연계의 '독(毒)'이 바로 약초입니다.

약초는 약해진 세포에게 이렇게 말합니다.

"그것(독)은 자연의 것이 아니다. 쌓여 있는 가짜를 밖으로 배출하고 자연 본래의 힘을 발휘해야 합니다."

야생의 본능을 각성시킨다고 하면 좀 과장된 말일지도 모르지만, 지구로부터 생명을 받아 씩씩하게 살아가는 약초의 풍요로운 생명력이 우리의 몸에게 말을 걸고 있습니다.

허브를 몸에 받아들이고 자연의 소리에 귀를 기울여 보세요.
틀림없이 어느 순간 여러분만의 사명이 보일 것입니다.

해독 후에 새로운 인생이 시작됩니다.

마지막 복습 !

해독(解毒) 패스팅(Fasting)의 가장 기본적인 4일간

[예] '장(腸)'의 해독 패스팅

아침

허브 셰이크

- 물 500mL
- 사일륨 가루 2g
- 센나 가루 1g
- 레몬즙 또는 소금 약간

물통에 넣고 흔든다!!

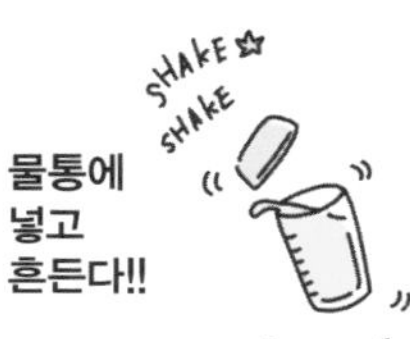

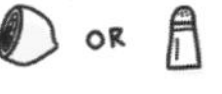

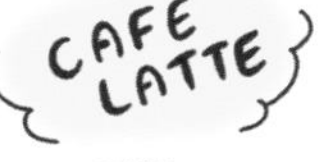

+

카페 라테

- 커피 1잔
- MCT오일 1작은술
- 목초 버터 1작은술

→ 믹서 또는 물통에 넣어 거품이 날 때까지 흔든다!

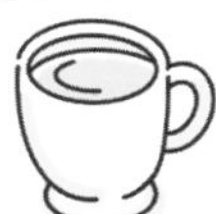

편하고 맛있다!!
불과
4일로 젊어진다!

점심

생과일주스

- 제철 과일(레몬이든 오렌지든…)

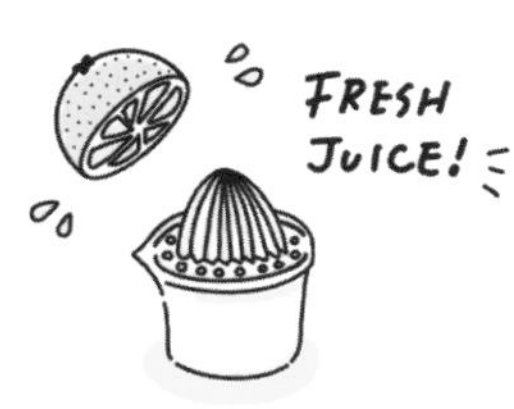

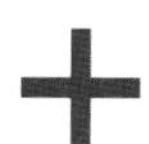

루이보스 라테

- 루이보스티 1잔
- MCT오일 1작은술
- 목초 버터 1작은술

→ **믹서 or 물통으로 거품이 날 정도로 흔든다!**

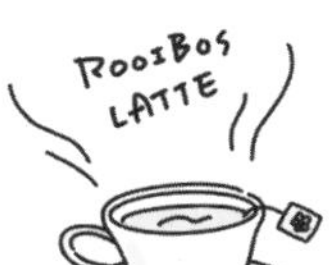

MCT오일 1작은술

목초 버터 1작은술

저녁

맛국물 된장국

- 건더기(고형물)는 먹지 않는다

➡ 국물만 마신다!

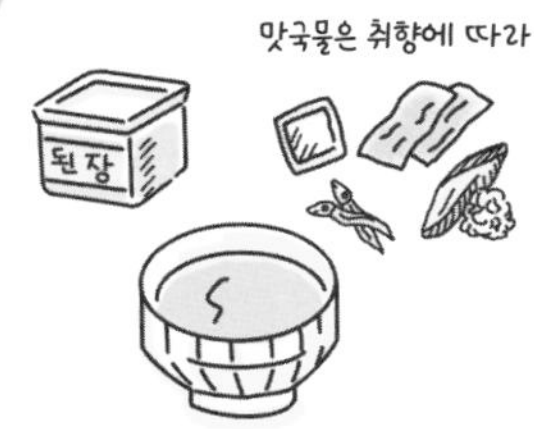

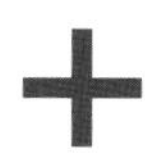

김을 몇 장

(간을 한 맛김은 안 돼요)

× 4일간

※물은 1일 2리터를 기준으로 마시는 것을 추천

끝내며

이 책의 집필을 끝내고 나서, 어떤 책을 몇십 년 만에 다시 꺼내 읽었습니다. 삼수가 정해졌을 때, 후쿠오카의 한 서점에서 산 책으로 프랑스인 분자생물학자가 쓴 진화론입니다. 책을 펴자마자 바로 어떤 문장이 눈에 들어와서 소름이 돋았습니다.

> '(우연의) 대부분에는 귀중한 사건이 아무래도 좋은 일들에 섞여서 아주 드물게 존재하고 있으며, 그것을 가려내는 것으로 도태적(淘汰的) 진화가 일어난다. 진화란 일종의 타임머신이다.' (자크 모노(Jacques Lucien Monod)《우연과 필연》)

이 한 문장을 완전히 잊어버리고 있었습니다. 솔직히 말해 당시에는 아는 척을 했을 뿐, 이 문장의 의미를 몰랐습니다. 그런데 지금 막 집필을 끝낸, 이 책은 '두꺼비의 진화론'입니다.

두꺼비 한 마리가 프랑스에서 '타임머신'을 만나 젊어지고 고향의 해변에서 '사명'을 깨닫는 이야기이기도 합니다. 이유는 잘 설명할 수 없으나 필자는 이 이야기를 넣고 싶었습니다.

집필을 끝내고 갑자기 떠오른 것이지만 필자는 이 한 문장의 수수께끼를 풀기 위해 프랑스 문학부에 들어갔고 약초학을 만났으며, 이 책을 집필했을지도 모릅니다.

해독(解毒) 패스팅을 하면, 왜 젊어질 뿐만 아니라 자신의 사명을 발견하는가. 과거 어느 시기까지 '타임머신'으로 돌아가 현재의 꽉 막힘을 해소하고 미래의 힌트로써 사명을 손에 넣는가.

이 '질문'에 집착해 신기한 구성의 책이 된 것은 그때 우연히 만난 책이 일으킨 필연적 결과였을지도 모릅니다. 그렇게 생각하면 이 책은 '진화를 위한 타임머신'으로써 집필된 것이라고도 말할 수 있습니다.

주변 환경으로 궁지에 몰렸을 때 특수한 기술을 가진 종(種)이 살아남습니다. 이러한 도태로 인해 종의 진화가 일어납니다.

일반적으로 진화라고 하면 기술 혁신을 떠올립니다. 그러나 자크 모노는 그렇게 생각하지 않았습니다. 살아남는 것은 과거로 돌아가는 타임머신을 발동시킨 개체입니다.

그 예로 자크 모노가 노벨 생물학상을 받은 대장균의 연구가 있습니다. 주변 환경에서 포도당이 없어지고 유산(乳酸 : 젖산)만 남았을 때 대부분의 균이 죽습니다. 그러나 일부는 유당(乳糖 : 젖

당)을 분해하는 효소를 냅니다.

새로운 기술이 태어난 것이 아닙니다. 위기가 닥쳐서 지금까지는 사용하지 않았던 유당 분해 효소 유전자를 사용합니다. 어떤 봉인이 풀려서 종은 살아남습니다.

'해독 패스팅(Fasting : 단식=초저칼로리에 의한 식이요법)'이 우리의 세포에 부여하는 것은 핀치(Pinch : 매우 어렵거나 절박한 상태)입니다. 그리고 잠들어 있던 무언가를 해방합니다.

과장된 이야기입니다만, 현대의 위기 상황에서 사람이라는 종은 조상으로부터 맡겨졌을 가능성을 끌어낼 시점에 다다랐는지도 모릅니다.

필자는 가끔 이렇게 생각합니다.

"백년 전에 의사였던 진외증조할아버지가 타임머신을 타고 현대 사회에 와서 지금 이 상황을 본다면 뭐라고 할까?"

틀림없이 '진화'에 놀랄 것입니다. 그러나 그것만은 아닐 것입니다.

.산적한 문제를 보고 과거의 하잘것없는 약초들을 다시 살펴봐야겠다고 말할 것이 틀림없습니다. 물론 상상입니다. 그러나 필자의 글을 통해 이 책에 등장한 것은 어떤 의미에서 필연이었다고 생각합니다.

여기에서 두꺼비의 이야기는 일단 끝내겠습니다.

좀 쑥스럽지만, 필자만이 할 수 있는 이야기를 했습니다.

여기까지 읽어 주셔서 대단히 감사합니다. 만약 언젠가 만난다면 여러분의 이야기를 들려주세요.

이 책이 여러분에게 젊음과 새로운 이야기를 시작하는 타임머신으로써 도움이 된다면 그보다 기쁜 일은 없을 것입니다.

마지막으로 이 '이상한 책'은 필자 혼자의 힘으로는 절대로 완성할 수 없었습니다. 많은 분의 도움으로 무사히 태어났습니다.

먼저 스바루샤출판사의 고데라 유키(小寺裕樹) 편집장님, '타임머신'과 '두꺼비'와 '패스팅'이라는 뜬금없는 세 주제에 관한 이야기를 재미있다며 출판을 결정해 주셨을 뿐만 아니라 2년이라는 긴 시간을 기다려 주셨습니다. 집필을 시작한 필자를 수많은 실전과 경험을 통해 단련된 판단과 관대함으로 지켜봐 주셨고 이렇게나 예쁜 책으로 완성해 주셨습니다. 정말 감사합니다.

다음으로 북퀄리티(BOOKQuality)의 다카하시 도모히로(高橋朋宏) 씨. 이 '이상한 건강책'을 어떻게 만들면 좋을까 고민하던 필자의 옆에 함께 있어 주셨고 지도도 해주셨습니다. 기적과도 같은 책을 많이 탄생시킨 다카하시 도모히로 씨의 원숙한 조언이 없었다면 아마도 여기까지 오지 못했을 것입니다. 진심으로 감사드립니다.

그리고 TAC의 하라다 쇼타(原田翔太) 씨와 나가쿠라 겐타(長倉顕太) 씨, 프랑스에서 돌아온 지 얼마 안 된 필자에게 두 분이 "오다 씨의 책을 읽고 싶다"라고 말씀하신 지 10년 이상의 세월이 흘렀습니다. 두 분이 없었다면, 이 책은 아마 세상에 나오지 못했을 겁니다. 감사합니다.

책이 세상에 나오기까지 도움을 주신 네 분만을 언급했지만, 사실 수많은 동료와의 대화와 응원과 격려가 있었습니다. YouTube의 시청자, SNS 팔로워 여러분, 집필 중에 지켜봐 주신 클럽 멤버 여러분, 정말 감사합니다.

여러분과 만나서 나눌 이야기를 진심으로 기대하고 있겠습니다.

오다 다케시(織田剛)

주요 참고 문헌

Laura Azenard, Le jeûne, ça marche! Une enquête unique menée auprès de+de 600 jeûeurs et déryptée par 15 experts

Alain Huot, Le jeûne - Une voie royale pour la santé du corps et de l'esprit

Sarah Merran, Thierry Thomas, Ma bible du jeûne: Le guide complet

Romain Vicente, Je jeûne!: Le guide indispensable sur les bienfaits uniques des cures de jeûne: intermittent, saisonnier...

Justine Lamboley et Thierry Casasnovas, Jeûner à la Maison: Le guide pratique pour faire un jeûne ou une cure détox

Christophe Labelle, Le Jeûne Intermittent: Le guide complet du jeûne intermittent pour prendre le contrôle de votre corps et perdre du poids naturellement grâce aux 7 protocoles universels. Avec des recettes diététiques

Lionel Coudron, Le guide pratique du jeûne: Santé, détox, bienêtre, prévention.

Yéléna C. Kentish, Le pouvoir du jeûne: Maigrir, guérir, rajeunir

Thierry de Lestrade, Le jeûne, une nouvelle thérapie?

Stella Di Chierico, Le jeûne intermittent: Comment brûler les graisses efcacement et perdre dupoids sans souffrir de la faim

Keli Bay, Jeûne Intermittent: La Formule Gagnante Pour Perdre Du Poids, Débloquer Le Métabolisme Et Rajeunir. Il Ne Faut Que Quelques Hearse Sans Nourriture Pour Obtenir Des Résultats Imméiats

Evelyne Bourdua-Roy, Sophie Rolland, Le grand livre du jeûne: Tout sur la science du jeûne et ses bienfaits pour la perte de poids, la santé et la vitalité

Comment jeûner - Perte de poids, santé, vitalité... les conseils personnalisés d'une méecin et d'un

역자 소개

이은정

이화여자대학교를 졸업했으며 일본어교사 양성과정(문부성 승인)을 수료했다. 현재 번역 에이전시 엔터스코리아 일본어 전문 번역가로 활동하고 있다.

주요 역서로는《이명과 난청 리셋법》《산다는 건 잘 먹는 것》《인간 실격》《도시락의 시간》《술은 잘못이 없다》《하루 한 번 호오포노포노》《미소녀 그리기》《우아한 태팅레이스》 외 다수가 있다.

이주관

동국대학교 한의과대학을 졸업. 대한한방성장학회 전 회장, 인제대학교 물리치료학과 외래교수 역임했으며, 한의사모임 Zero Pain 맥진내경학회 회장, 한의자연요법 지부회장이다.

《이명과 난청 리셋법》《약에 의존하지 않고 콜레스테롤 중성지방을 낮추는 방법》《얼굴을 보면 숨은 병이 보인다》《의사에게 의지하지 않아도 암은 사라진다》《근골격계 질환과 테이핑요법의 임상 실제》《침구진수》《향기치료 : 아로마테라피와 첨단의료》 등의 번역서와《당뇨병이 좋아진다》《고려의학 침뜸치료의 묘미》《치매 걸린 뇌도 좋아지는 두뇌 체조》를 감수했다. 또한 MBC · KBS · KNN 등 건강프로그램에 다수 출연했다.

4일로 젊음을 되찾는다

해독 패스팅

1판 1쇄 발행 2025년 6월 16일

지은이 오다 다케시
옮긴이 이은정 이주관

발행인 최봉규
발행처 청홍(지상사)
출판등록 1999년 1월 27일 제2017-000074호

주소 서울 용산구 효창원로64길 6(효창동) 일진빌딩 2층
우편번호 04317
전화번호 02)3453-6111 **팩시밀리** 02)3452-1440
홈페이지 www.cheonghong.com
이메일 c0583@naver.com

ISBN 979-11-91136-35-7 03510

* 잘못 만들어진 책은 구입처에서 교환해 드리며,
  책값은 뒤표지에 있습니다.